# 家庭按摩治百病

养生堂中医保健课题组◎编著

中国轻工业出版社

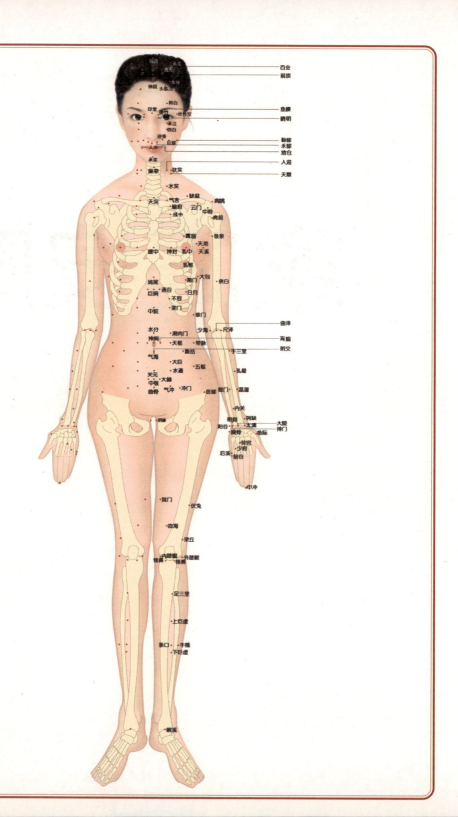

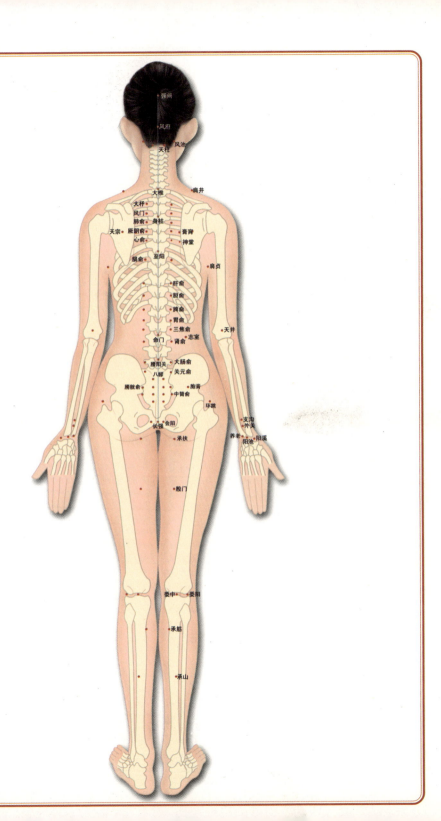

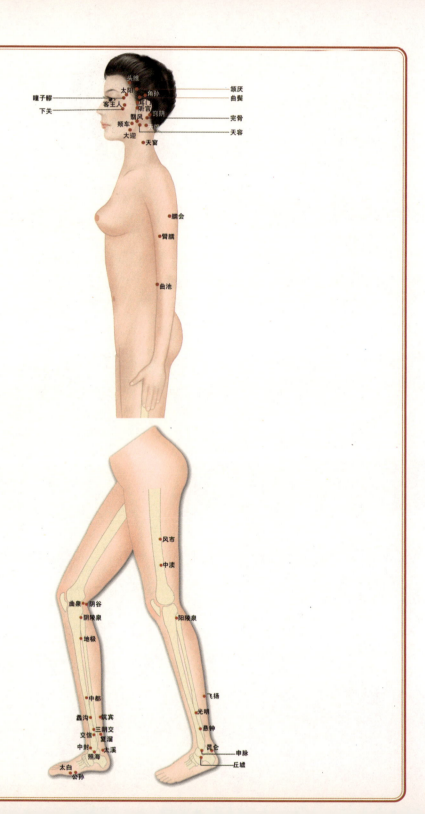

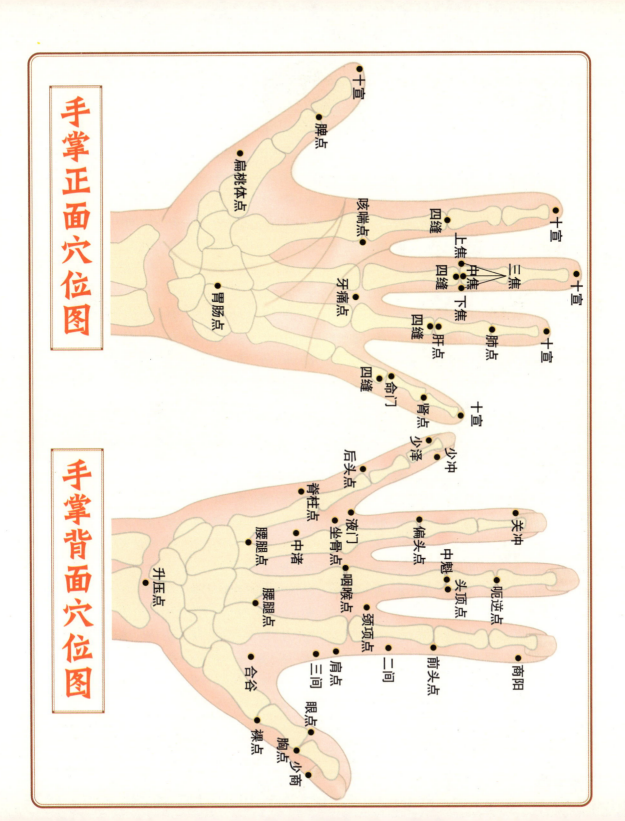

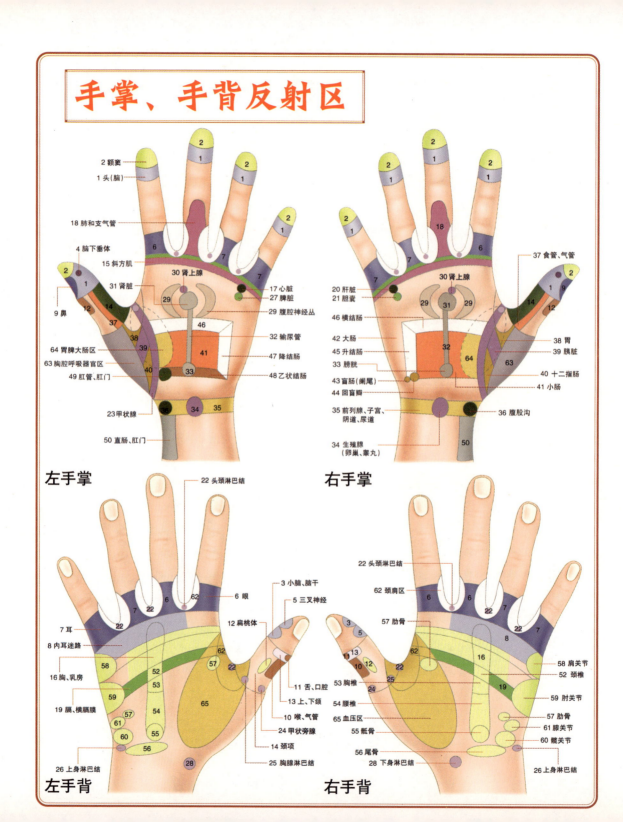

## 脚心、脚背穴位图

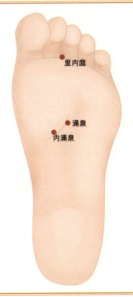
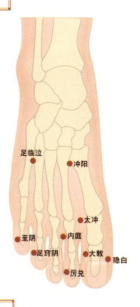

## 脚内、外侧反射区

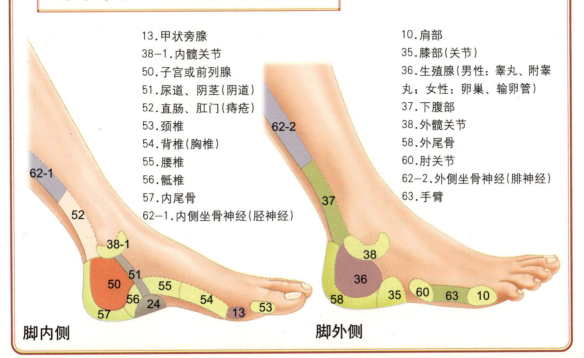

13. 甲状旁腺
38-1. 内髋关节
50. 子宫或前列腺
51. 尿道、阴茎(阴道)
52. 直肠、肛门(痔疮)
53. 颈椎
54. 背椎(胸椎)
55. 腰椎
56. 骶椎
57. 内尾骨
62-1. 内侧坐骨神经(胫神经)

10. 肩部
35. 膝部(关节)
36. 生殖腺(男性：睾丸、附睾丸；女性：卵巢、输卵管)
37. 下腹部
38. 外髋关节
58. 外尾骨
60. 肘关节
62-2. 外侧坐骨神经(腓神经)
63. 手臂

脚内侧　　　脚外侧

# 脚底、脚背反射区

1. 头(脑)部
2. 额窦
3. 脑干、小脑
4. 脑下垂体
5. 颞叶(太阳穴)、三叉神经
6. 鼻腔
7. 颈项
8. 眼睛
9. 耳朵
11. 斜方肌
12. 甲状腺
14. 肺和支气管
18. 肝脏
19. 胆囊
26. 盲肠(阑尾)
27. 回盲瓣
17. 升结肠

15. 胃部
16. 十二指肠
17. 胰脏
20. 腹腔神经丛(太阳神经丛)
21. 肾上腺
22. 肾脏
23. 输尿管
24. 膀胱
25. 小肠
29. 横结肠
30. 降结肠
31. 直肠
32. 肛门
33. 心脏
34. 脾脏

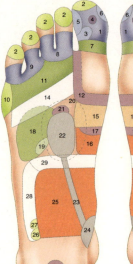
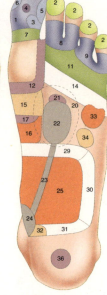

脚底反射区

8. 眼睛
9. 耳朵
39. 上身淋巴腺
40. 下身淋巴腺
41. 胸部淋巴腺
42. 内耳迷路(平衡器官)
43. 胸腔、乳房
44. 横膈膜
45. 扁桃体

46. 下颌(牙)
47. 上颌(牙)
48. 喉部、气管
49. 腹股沟
59. 肩胛骨
61-1. 内侧肋骨
61-2. 外侧肋骨
64. 脸部

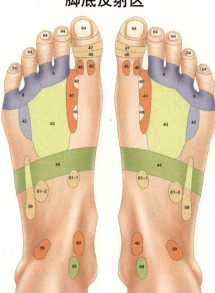

脚背反射区

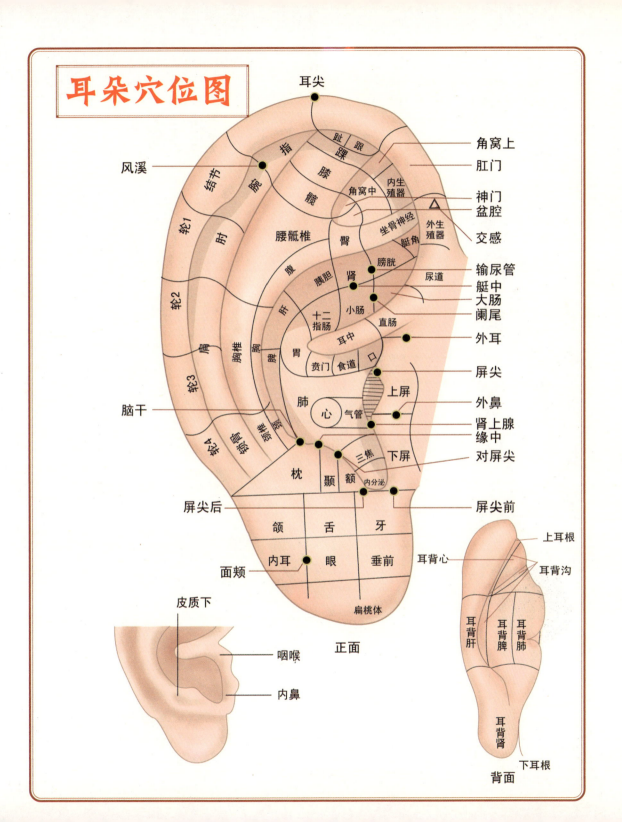

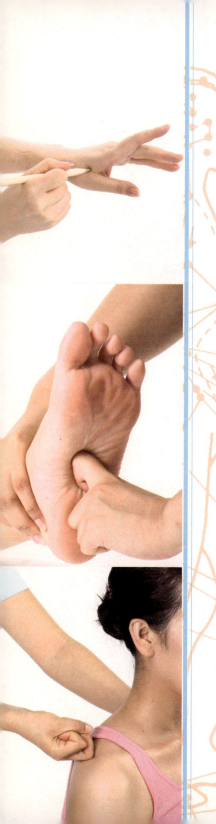

# 目录
contents

## 第一章 | 按摩基础知识    12

经络和穴位 .................................. 18
按摩手法 .................................... 24
人体简单取穴方法 ............................ 30
四季穴位按摩保健康 .......................... 32
按摩使用的工具 .............................. 36
按摩注意事项与禁忌 .......................... 38

## 第二章 | 日常按摩养生操    40

身体部位按摩养生操 .......................... 42
穴位按摩养生操 .............................. 46
循经按摩养生操 .............................. 50
日常健脑手操 ................................ 52
儿童健脑手操 ................................ 62

## 第三章 | 日常保健养生按摩    66

提神醒脑 .................................... 68

促进消化 ................................................ 70
学生考前保健 ........................................ 72
电脑综合征 ............................................ 73
益智醒脑 ................................................ 74
缓解疲劳 ................................................ 75
减缓压力 ................................................ 76
安神养心 ................................................ 77
夜晚催眠 ................................................ 78
增强食欲 ................................................ 79
防治打嗝 ................................................ 80
缓解烧心症状 ........................................ 81
提高呼吸质量 ........................................ 82
改善呼吸状况 ........................................ 83
驱除肺内垃圾 ........................................ 84
舒缓心脏紧张 ........................................ 85
预防心力衰竭 ........................................ 86
提高心脏搏动质量 ................................ 87
排除体内毒素 ........................................ 88
改善腹泻状况 ........................................ 89
疏通排泄系统 ........................................ 90
增强肝功能 ............................................ 91
缓解视疲劳 ............................................ 92

## 第四章 缓解常见不适的按摩 94

**呼吸系统不适** ........................................ **96**

感冒 ........................................................ 96

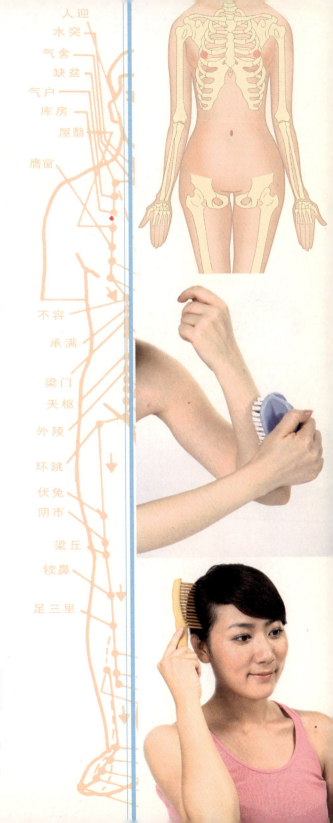

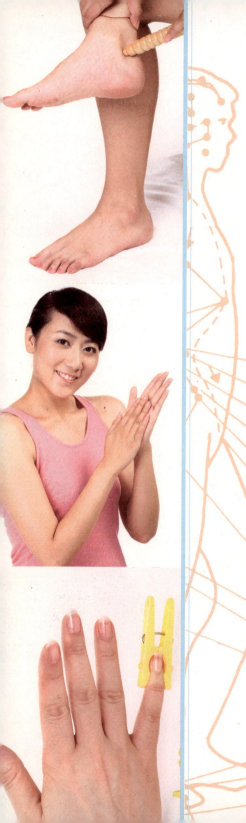

| 小儿咳嗽 | 98 |
| 哮喘 | 99 |
| 流鼻血 | 100 |
| 喉咙痛 | 101 |

**消化系统不适** .................................................. **102**

| 呃逆 | 102 |
| 牙痛 | 103 |
| 口腔炎 | 105 |
| 便秘 | 106 |
| 小儿腹泻 | 108 |
| 腹胀、腹鸣 | 110 |
| 腹痛、胃痉挛 | 111 |

**神经系统不适** .................................................. **112**

| 失眠 | 112 |
| 头痛 | 114 |
| 困倦、易疲劳 | 115 |
| 面神经麻痹 | 116 |

**感觉系统不适** .................................................. **118**

| 耳鸣 | 118 |
| 晕车 | 119 |

**运动系统不适** .................................................. **120**

| 小腿抽筋 | 120 |
| 落枕 | 121 |
| 闪腰 | 123 |
| 腕关节损伤 | 124 |
| 足跟痛 | 125 |
| 网球肘 | 126 |

**其他常见不适** .................. **127**

恶心、呕吐 .................. 127

烧心 .................. 129

胸闷 .................. 130

## 第五章 | 调理慢性病的按摩 132

**呼吸系统疾病** .................. **134**

慢性支气管炎 .................. 134

慢性咽炎 .................. 136

急性上呼吸道感染 .................. 137

慢性鼻炎 .................. 138

**消化系统疾病** .................. **140**

慢性胃炎 .................. 140

胃下垂 .................. 142

胃溃疡 .................. 144

慢性肠炎 .................. 145

慢性肝炎 .................. 146

十二指肠溃疡 .................. 147

慢性胆囊炎 .................. 148

慢性痢疾 .................. 150

痔疮 .................. 151

**神经系统疾病** .................. **152**

神经衰弱 .................. 152

癫痫 .................. 153

坐骨神经痛 .................. 154

半身不遂 .................. 156

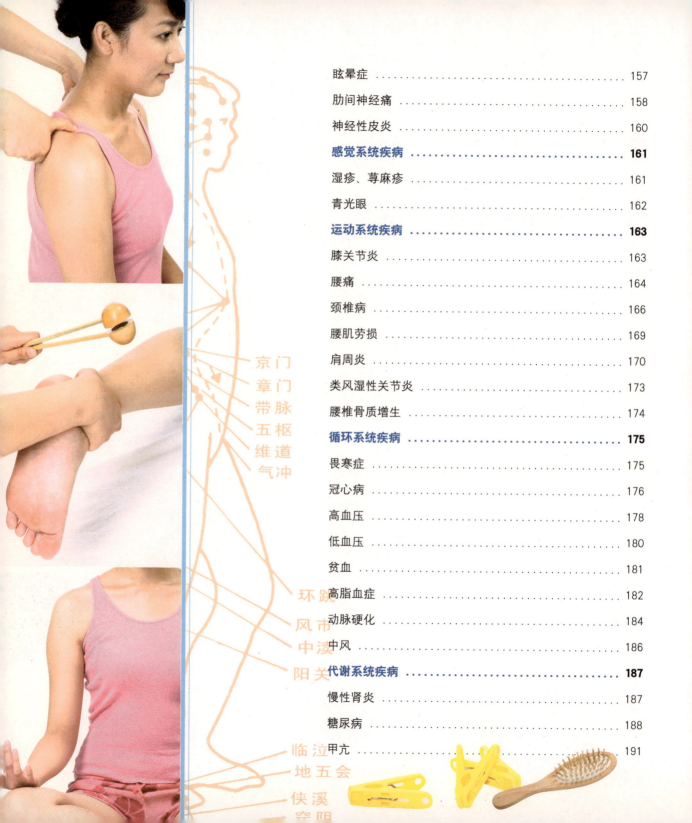

| | |
|---|---|
| 眩晕症 | 157 |
| 肋间神经痛 | 158 |
| 神经性皮炎 | 160 |
| **感觉系统疾病** | **161** |
| 湿疹、荨麻疹 | 161 |
| 青光眼 | 162 |
| **运动系统疾病** | **163** |
| 膝关节炎 | 163 |
| 腰痛 | 164 |
| 颈椎病 | 166 |
| 腰肌劳损 | 169 |
| 肩周炎 | 170 |
| 类风湿性关节炎 | 173 |
| 腰椎骨质增生 | 174 |
| **循环系统疾病** | **175** |
| 畏寒症 | 175 |
| 冠心病 | 176 |
| 高血压 | 178 |
| 低血压 | 180 |
| 贫血 | 181 |
| 高脂血症 | 182 |
| 动脉硬化 | 184 |
| 中风 | 186 |
| **代谢系统疾病** | **187** |
| 慢性肾炎 | 187 |
| 糖尿病 | 188 |
| 甲亢 | 191 |

## 第六章 | 塑身美容按摩　192

- 嫩肤美颜 …………………………… 194
- 脱发 ……………………………… 196
- 减肥 ……………………………… 197
- 乌发 ……………………………… 200
- 雀斑 ……………………………… 201
- 祛痘 ……………………………… 203
- 水肿 ……………………………… 204
- 痤疮 ……………………………… 206
- 黑眼圈 …………………………… 208
- 消除眼袋 ………………………… 209
- 美唇 ……………………………… 210
- 肤色暗沉 ………………………… 211

## 第七章 | 生殖保健按摩　212

- 前列腺疾病 ……………………… 214
- 更年期综合征 …………………… 217
- 痛经 ……………………………… 220
- 阳痿 ……………………………… 224
- 不孕 ……………………………… 227
- 月经不调 ………………………… 228
- 强肾生精 ………………………… 230
- 性冷淡 …………………………… 232
- 遗精 ……………………………… 234
- 妇科炎症 ………………………… 236
- 乳房肿块 ………………………… 238

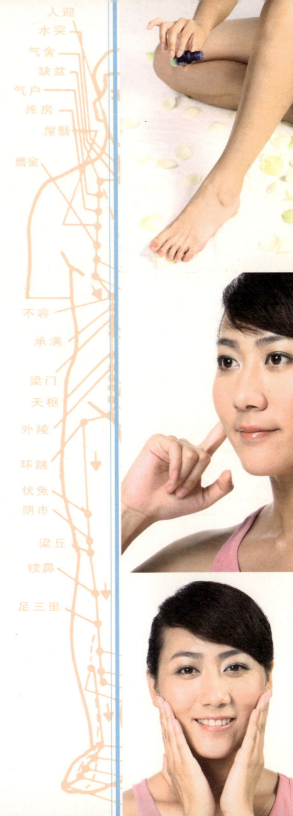

# Part 1

## 按摩基础知识

经络和穴位

按摩手法

人体简单取穴方法

四季穴位按摩保健康

按摩使用的工具

……

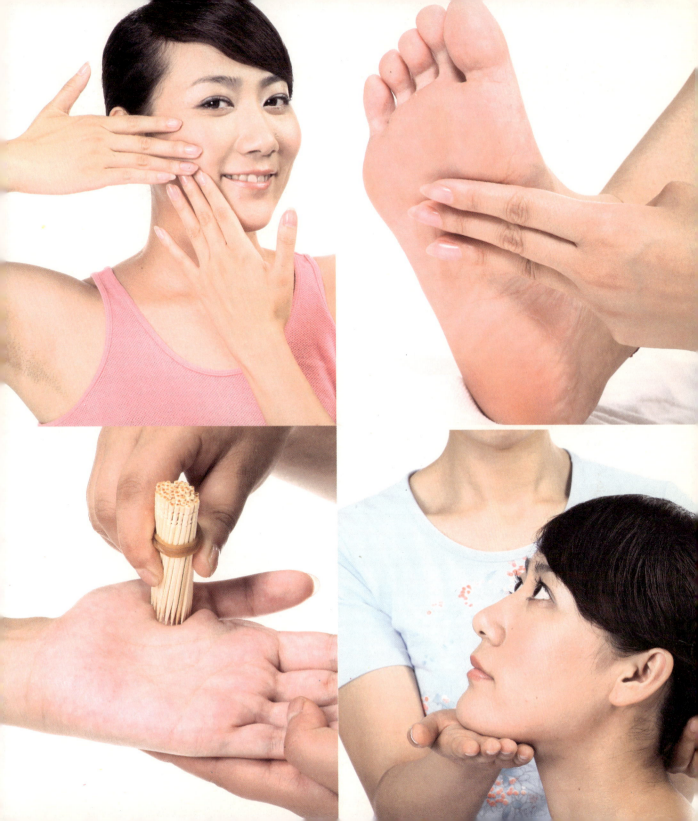

# 经络和穴位

## ▶ 什么是经络

什么是经络呢？中医上说，经络是运行气血、联系脏腑和体表及全身各部的通道，是人体功能的调控系统。经络学也是人体针灸和按摩的基础，是中医学的重要组成部分。只有了解了人体的经络循行，才能彻底明白为什么按压某个穴位，就可以有针对性地治疗某种疾病。

"经"的原意是"纵丝"，有路径的意思，简单说就是经络系统中的主要路径，存在于机体内部，贯穿上下，沟通内外；"络"的原意是"网络"，简单说就是主路分出的辅路，存在于机体的表面，纵横交错，遍布全身。《灵枢·脉度》说："经脉为里，支而横者为络，络之别者为孙。"这是将脉按大小、深浅的差异分别称为经脉、络脉和孙脉。

## ▢ 经络的组成

经络包括十二经脉、奇经八脉、十二经别、十五络脉等。十二经脉是经络的主干，"内藏于府藏（脏腑），外络于支节"（《灵枢·海论》）。

### 十二经脉人体分布部位

| | 十二经脉 | 外 部 | 内 部 |
|---|---|---|---|
| 手三阴经 | 手太阴肺经<br>手厥阴心包经<br>手少阴心经 | 上胸外侧（第三侧线上端）→上肢内侧前→大指<br>乳旁→上肢内侧中→中指<br>腋下→上肢内侧后→小指 | 属肺，络大肠<br>属心包，络三焦<br>属心系，络小肠 |
| 手三阳经 | 手阳明大肠经<br>手少阳三焦经<br>手太阳小肠经 | 食指→上肢内侧前→肩前→颈→下齿→鼻旁<br>无名指→上肢外侧中→肩上→颈→耳后→眉梢<br>小指→上肢外侧后→肩胛→颈→耳前 | 属大肠，络肺<br>属三焦，络心包<br>属小肠，络心 |
| 足三阴经 | 足太阴脾经<br>足厥阴肝经<br>足少阴肾经 | 胸腹第三侧线→下肢内侧中、前→大趾内<br>胁部→下肢内侧前、后→大趾外<br>胸腹第一侧线→下肢内侧后→足心→小趾外 | 属脾，络胃<br>属肝，络胆<br>属肾，络膀胱 |
| 足三阳经 | 足阳明胃经<br>足少阳胆经<br>足太阳膀胱经 | 目下→面周→颈前→胸腹第二侧线→下肢外侧前→次趾→脚第二趾<br>外眦→头颞→项侧→胁腰侧→下肢外侧中→脚第三趾<br>内眦→头顶第一侧线→项后→背腰第一、二侧线→下肢外侧后→小趾 | 属胃，络脾<br>属胆，络肝<br>属膀胱，络肾 |

十二经别是十二经脉在胸腹及头部的内行支脉。奇经八脉具有特殊分布和一定的作用。十五络脉是指人体十二经脉加上躯干前的任脉、躯干后的督脉各自别出的一络和躯干侧的脾之大络，共十五条。十二经脉按其循行顺序分别为：手太阴肺经、手阳明大肠经、足阳明胃经、足太阴脾经、手少阴心经、手太阳小肠经、足太阳膀胱经、足少阴肾经、手厥阴心包经、手少阳三焦经、足少阳胆经和足厥阴肝经。十二经脉是经络系统的主体，所以称其为正经。

## □ 十二经脉的分布

上页的表格所示为十二经脉的人体分布。用手足来表示是为了让大家明白，手经表示经络的路线分布于上肢，足经是指经络的路线分布于下肢。脏腑命名是为了说明经络所属的脏器。如肺经表示该经属于肺脏，胃经表示该经属胃腑。阴阳表示经脉的阴阳属性及所含阴阳的多寡。太阴>少阴>厥阴；阳明>太阳>少阳。

[ 十二经脉的走向 ]

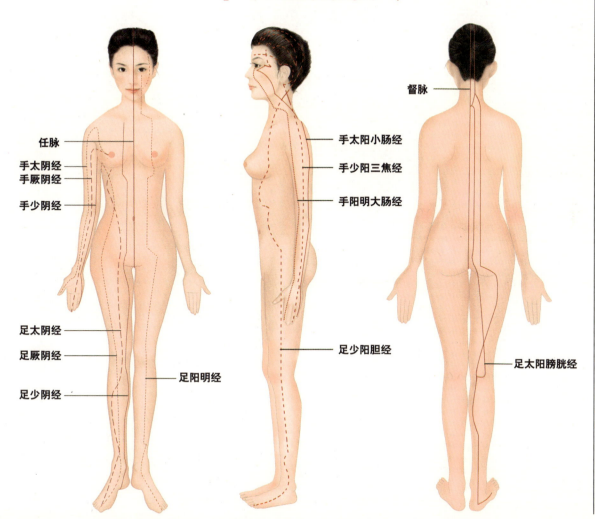

十二经脉在头部和躯干部的分布大致是：手三阴经联系胸；足三阴经联系腹部和胸部；手足三阳联系头，所以说"头为诸阳之会"。阳经在头部和躯干部的分布比较广泛，大致情况是阳明经走于身前，少阳走于身侧，太阳走于身后，同理，头部也是这样分布。分布于躯干部的经络路线由内向外划分成若干侧线。

为了让人更直观地了解十二经脉的分布走向，特绘制了十二经脉走向图（见上页）。

□ 十二经脉的走向及流注

十二经脉的循行有一定的方向，或上行，或下行，十二经脉之间可以连贯起来，构成环状的流注关系。

┌ 十二经脉流注图 ┐

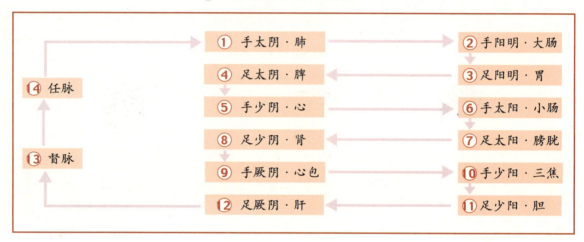

□ 十二经脉的衔接

十二经脉的正常流注，需要经脉之间的衔接，右表指出了经脉间衔接处所在的部位。

□ 十二经别

十二经别是十二经脉在人体胸、腹、头部的支脉，遍及人体各个部分，四通八达，起到了沟通脏腑，连接脏腑内外、表里的作用，加强了十二经脉同头、面、心的联系，扩大了十二经脉的主治范围。

人们将手足的三阴、三阳组成六对，简单称呼为六合。它们在人体的分布如下页表。

┌ 十二经脉的衔接图 ┐

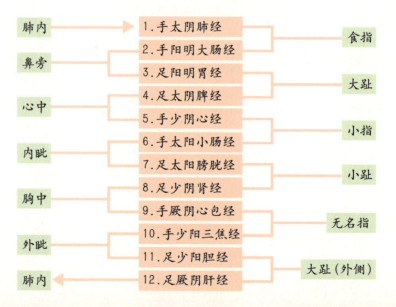

## 十二经别的分布概况

| 经别 | | 别，入 | 合（胸腹部） | 出（颈项部） | 合（阳经） |
|---|---|---|---|---|---|
| 一合 | 足太阳<br>足少阴 | 入腘中，入承扶<br>至腘中，合太阳 | 属膀胱<br>至肾，系舌本 | 出天柱 | 足太阳 |
| 二合 | 足少阳<br>足厥阴 | 入维道，入季肋间<br>至维道，合少阳 | 属胆，上肝<br>与别同行 | 出天容 | 足少阳 |
| 三合 | 足阳明<br>足太阴 | 至髀，入气冲<br>至髀，合阳明 | 属胃，散脾<br>与别同行，结咽 | 出人迎 | 足阳明 |
| 四合 | 手太阳<br>手少阴 | 入腋<br>入极泉 | 走心，系小肠<br>属心，走喉咙 | 出天窗 | 手太阳 |
| 五合 | 手少阳<br>手厥阴 | 入缺盆<br>入天池 | 走三焦，散胸中<br>属三焦，循喉咙 | 出天牖 | 手少阳 |
| 六合 | 手阳明<br>手太阴 | 入柱骨<br>入中府 | 走大肠，属肺<br>入肺，散大肠 | 出扶突 | 手阳明 |

## 十五络脉

十二正经、任脉、督脉各自别出一络与脾之大络合为十五络脉。这十五络脉是以出发处的腧穴命名的。

十二经脉的别络都是从十二正经的四肢肘膝关节以下的络穴分出，行走于与其相表里的经脉，比如说阴经别络于阳经，阳经别络于阴经。任脉的别络是从鸠尾（是一穴位名称）分出后散于腹部；督脉的别络是从长强（是一穴位名称）分出后散于头部，左右别出行走于足太阳经；脾之大络分出后散部于胸胁部。另外，人体还有从经脉分出的行走于浅表部位的浮络和孙络，遍布全身，难以计数。

十五络脉的作用主要是加强了十二经中表里两经的联系，从而沟通了表里两经的经气，补充了十二经脉循行的不足。躯干部任脉的络脉、督脉的络脉和脾之大络，分别沟通了腹部、背部和全身经气，从而输布气血以滋养全身组织。

## 奇经八脉

奇经八脉也就是别道奇行的经脉，包括任脉、督脉、冲脉、带脉、阴维脉、阳维脉、阴跷脉和阳跷脉，共八条。这八条经脉既没有络属的脏腑，也没有表里配合的关系，但是奇经八脉与奇恒之府（脑、髓、骨、脉、胆、女子胞）有密切联系，所以称之为奇经八脉，也称别道奇行的经脉。

奇经八脉主要是沟通十二经脉之间的联系，将部位相近、功能相似的经脉连接起来，起到统摄经脉气血、协调阴阳的作用；再者就是对十二经脉气血起到渗灌和蓄积的作用。也就是说，奇经八脉就像是湖泊水库，而十二经脉就像是江河之水。奇经八脉的人体分布和功能如下表。

## 奇经八脉人体分布及功能图

| 脉 名 | 人体分布情况 | 功 能 |
| --- | --- | --- |
| 任脉 | 人体前正中线 | 调节全身阴经经气 |
| 督脉 | 人体后正中线 | 调节全身阳经经气 |
| 带脉 | 环腰一周，状如束带 | 约束纵行躯干的多条经脉 |
| 冲脉 | 腹部第一侧线 | 滋养十二经气血 |
| 阴维脉 | 小腿内侧，上行于咽喉 | 调节六阴经经气 |
| 阳维脉 | 小腿外侧，上行颈项 | 调节六阳经经气 |
| 阴跷脉 | 小腿内侧，上行目内眦 | 调节肢体运动，掌管眼睑开合 |
| 阳跷脉 | 小腿外侧，上行目内眦 | |

## 什么是穴位

什么是穴位呢？中医将穴位称为腧穴，意思就是人体脏腑经络之气输注于体表的特殊部位。"腧"与"输"义通，有传输、输注的意思；"穴"是孔隙的意思，腧穴俗称为穴位。人体的穴位既是疾病的反映点，也是按摩者实行按摩的部位。穴位分别归属于各个经脉，经脉又归属于一定的脏腑，所以说腧穴、经脉和脏腑之间存在着不可分割的联系。

穴位为什么能起到治疗疾病的作用呢？这是因为人体的穴位能抵御疾病，反映病痛，感受刺激。当人体正气亏虚时，邪气就会通过穴位由表入里，传入机体内部，出现疾病；而当对穴位加以刺激时，穴位又能将各种刺激传入人体内部，激发人体正气抵御疾病，调节阴阳，达到治愈疾病的目的。这也就是穴位能治疗各种疾病的基本原因。

### 穴位的分类

人体的穴位很多，大体上可归纳为十四经穴、奇穴、阿是穴三大类。

●**十四经穴**：简称经穴，是指归属于十二经和任脉、督脉循行线上的穴位，有固定的名称、固定的位置和归经，具有主治本经病症的共同作用，是穴位的主要部分。

●**奇穴**：也称经外奇穴，是指十四经穴之外具有固定名称、位置和主治作用的穴位，与经络也有密切联系。这类穴位的主治范围比较单纯，多数对某些病症有特殊疗效，如四缝治小儿疳积等。

● **阿是穴**：又称压痛点。这类腧穴既无固定名称，亦无固定位置，也没有固定的主治病症。只是以疼痛局部或与病痛有关的压痛点、敏感点作为穴位。按压这些穴位可以起到治病的目的。阿是穴的由来是源于当医生按压这个穴位时，病人发出"啊"声。

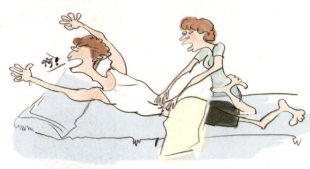

"阿是穴"的由来

## □ 穴位的命名

● **据所在部位**：根据穴位所在的人体部位命名，例如乳下的乳根、第七颈椎棘突下的大椎穴等。

● **据治疗作用**：根据穴位对某种病症的特殊治疗作用命名，例如治疗眼睛疾病的睛明穴、治疗面瘫的牵正穴。

● **参照动植物**：根据动植物的名称，以更好地说明穴位的局部特点，例如伏兔、鱼际、攒竹等。

● **参照建筑物**：根据建筑物来形容某些穴位的形态或者作用特点，例如天井、印堂、地仓等。

● **借助天体地貌**：根据自然界的天体名称，如日、月、星、辰等和地貌如山、川、沟、泽等，再结合穴位的所在部位的形态和气血流行的情况而命名，例如商丘、合谷、曲泽、小海等。

● **依据中医理论**：根据穴位的治疗作用，再加上阴阳、气血、脏腑、经络等中医学理论，例如三阴交、百会、气海等。

## □ 穴位的治疗作用

穴位是人体气血流注的地方，当人体生理、病理功能失调时，它们又是邪气聚集的地方，在治病防病的时候，它又是按摩的施力点。人们通过按摩对穴位加以刺激，使经脉通畅、气血顺畅、阴阳平衡、脏腑调和，从而达到驱邪治病的目的。

● **可治疗邻近部位的疾病**：简单地说就是治疗穴位所在身体部位的疾病。正如俗语所说的"头痛医头，脚痛医脚"。这是所有穴位都有的治疗作用。例如眼睛周围的睛明穴可以治疗眼睛疾病，胃部周围的中脘穴可以治疗胃部病症。

● **可治疗远部疾病**：这是十四经穴位治病的主要表现。在十四经所属的穴位，尤其是十二经脉在四肢肘膝关节以下的穴位，不但能治疗邻近部位的疾病，而且能治疗本经经脉所行走的远部部位的疾病。例如合谷穴不仅能治疗手部的局部病症，而且还能治疗头部、颈部的疾病。

● **整体治疗作用**：这些穴位治疗疾病的机理与大多数穴位的作用机理是不一致的。它的特点是按摩某些穴位，对机体的不同状态具有双向调节作用。例如，假如你腹泻时，可以按压天枢穴起到止泻的作用，但是如果你便秘，同样按压天枢穴却可以起到通便的作用；心跳过速时，按压内关穴能够减缓心率，而当你心动过缓时，按压内关穴可以加快心率。还有些穴位能调治全身性的疾病，这在手足阳明经穴和任、督脉经穴中更为多见，如合谷、曲池、大椎可治外感发热，足三里、关元可提高免疫力。这些均属于腧穴的整体治疗作用。

大致而言，穴位治病，不仅可以治疗局部疾病，也可以治疗远部疾病，更可以治疗所属经脉循行部位的疾病。各种穴位的作用既有特殊性，也有共同性。例如，手三阴的穴位就各有特殊作用，如手太阴肺经治肺、喉咙的疾病；手厥阴心包经治心、胃的疾病，但是它们又都能够治疗胸部疾病。

# 按摩手法

按摩手法有许多种，常用的按摩方法有推法、按法、摩法、揉法、捏法等等。但是对于初学者而言，一定要选对正确的按摩手法，因为不同的按摩手法所产生的刺激作用是不一样的，也因为不同的按摩手法治疗作用也不一样。

中医学上，疾病有虚实之分，"虚"是指机体的功能低下；"实"是指机体的邪气聚集。而不虚不实的状态就是健康了。

针对疾病的虚实，按摩选用推法来治疗虚症；选用按法、揉法治疗实症。所以说，在治疗疾病时，一定要注意手法的选择，选错手法，就会出现将病症恶化的结果。

现在将按摩常用且简单易学的几种方法介绍如下。

## 推法

【概念】用拇指指腹端或食指、中指、无名指的指腹端以及除拇指以外的手掌着力，也可以肘尖施力，以与肌肤平行的方向推动。

【功能】促进血液循环，放松皮肤，有利于神经调节。

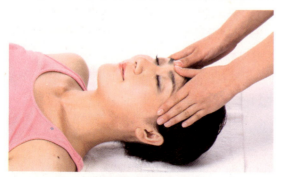

以拇指着力推进

【注意事项】

1. 用推法加强血液循环时，用力方向一定要遵循肢体末梢再到心脏；缓解疼痛时，一定要遵循心脏再到肢体末梢。
2. 推法用力一定要轻，速度比较快，每分钟约200次。

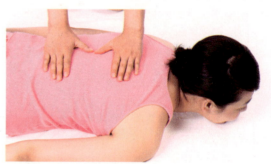

以手掌着力推进

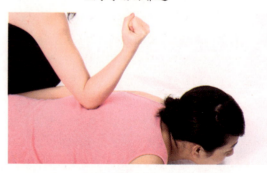

以肘尖着力推进

## 点法

【概念】用指端或指间关节等突起部位，固定于体表某个部位或穴位上点压的方法。

【功能】疏通经络，调理脏腑，活血止痛。

【注意事项】

1. 用点法按摩时，要以拇指指端着力，垂直用力，并逐渐加重。
2.操作时间宜短,点到而止。

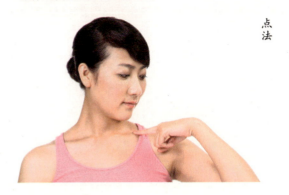

点法

柔;背腰部,青壮年用力宜重一些。
3.用指端按压时,用力较轻柔;用掌心、肘尖按压时,用力较大。
4.速度可以每分钟10~20次不等。

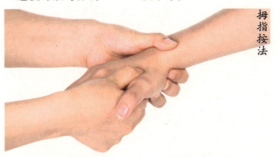

拇指按法

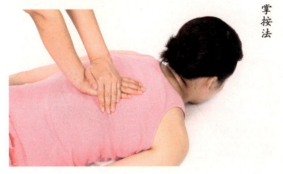

掌按法

## 振颤法

【概念】用手掌或中指着力于施治部位或穴位,做上下、左右急剧高频率连续振颤的方法。

【功能】祛淤消积,顺理气血,镇静安神。

【注意事项】

1.操作时,前臂和手部的肌肉要强力地做静止性用力,意集气随,发力于手指、掌,不可用力下按。
2.本法特点是速度快、频率高、刺激小。
3.本法适用于全身各部经穴,可作为治疗胸腹胀痛、消化不良、头痛、失眠、健忘等症的常用辅助手法。

## 按法

【概念】用指端按压穴位或者用全手掌、肘尖按压穴位,且停留时间较长。

【功能】抑制机体神经亢进,消除肌肉紧张,去除神经性疼痛。

【注意事项】

1.按法操作时,一定要注意在患者呼气时,逐渐加大力度;在患者吸气时,缓慢减轻力度。
2.按法用力大小应根据患者的体质、施术部位、病情加以综合考虑。例如在胸腹部,老人、儿童要用力轻

## 掐法

【概念】用手指指甲按压穴位的手法,常用于人中等感觉较敏锐的穴位。

【功能】疏通经络,运行气血,开窍醒脑,回阳救逆。

【注意事项】

1.操作时应垂直用力按压,不能抠动,以免掐破皮肤。
2.掐后常继以揉法,以缓和刺激。
3.不宜长时间反复应用。

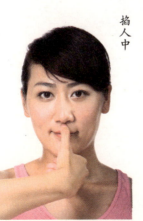

掐人中

## 摩法

【概念】用手指端或者掌心以一点为中心,做环形摩擦,直至肌肤产生热感。

【功能】加强机体血液循环,能祛除寒邪、疏通经络、缓解疲劳。

【注意事项】

1.操作摩法时,按摩者肘关节和腕关节要放松,呈自然状态,尽量做到用力均匀。因为摩法是在肌肤表面操作,活动范围较大,时间较长。

2.摩法用于胸腹部时,用力一定要轻快柔和,每分钟100~150次。如用力缓慢柔和,每分钟可保持在60次左右。

掌心顺时针摩法

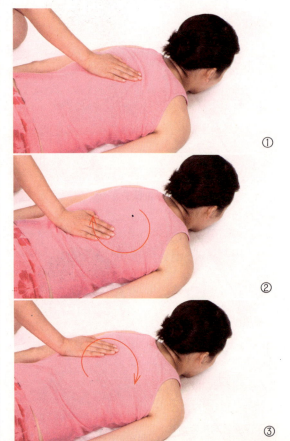

## 揉法

【概念】用手指指端、手掌鱼际部或者掌根部在身体体表部位做揉压的环形动作。

【功能】促进血液循环,能驱除寒邪,疏通经络,缓解疲劳。

【注意事项】

1.操作揉法时,腕关节要放松,尽量不要选用一个僵硬的姿势,因为如果这样时间长了,会给按摩者本人带来伤害。

2.按摩时,一定要不停地在被揉处揉动,千万不要按而不动,而且揉动时要带动局部组织一起运动。

3.揉法轻快柔和,柔中有刚,速度每分钟100~150次。

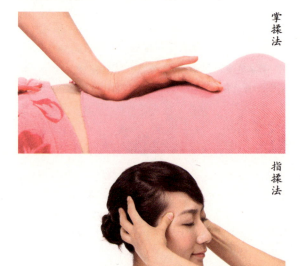

掌揉法

指揉法

## 搓法

【概念】指用双手掌面夹住施术部位,相对用力做快速搓揉,同时上下往返移动的手法。

【功能】通经活络,调和气血,放松肌肉,缓解疲劳。

【注意事项】

1.用力要均匀,上下往返移动。

2.搓揉动作灵活而连贯。

3.搓揉动作要快,但在足部的移动要慢。

## ⇨ 捏法

【概念】分别用双手拇指、食指两指或用拇指、食指、中指三指在身体皮肤上拿捏。

【功能】加强机体血液循环,解除疲劳感。

【注意事项】

1.操作捏法时,一定要同时捏住表皮及其皮下组织。

2.用力一定轻快并且柔和。

3.尽量用两只手操作、拿捏,双手交替向前移动。

4.速度保持匀速,力度均匀。

两指捏法手形

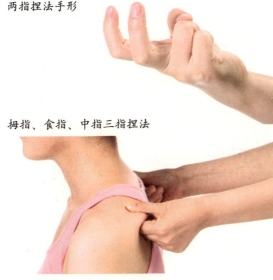

拇指、食指、中指三指捏法

食指、中指两指捏法

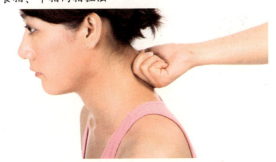

## ⇨ 抖法

【概念】用双手握住被按摩者的腕(或踝)部做上下左右的小幅度摆动,使波动感上传至肩肘部或小腿部。

【功能】增强人体身体机能。

【注意事项】

1.操作时,按摩者本人腰部稍稍向前弯曲,被按摩者上肢或下肢要放松,并将肢体向外伸展。

2.抖动速度大约10秒完成一次,反复做6~7次即可。

3.此法多用于上肢疾病。

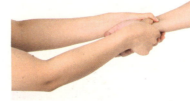

牵引抖法

## ⇨ 勒法

【概念】用屈曲的食指、中指第二节挟持病人手指根部,拇指置于食指弯内,快速拉滑,发出"嘎"声,如此反复数次。

【功能】通利关节,消炎止痛,改善末梢血液循环和刺激末梢神经。

【注意事项】常用于治疗手指麻木或屈伸不利等症。

## ⇨ 捻法

【概念】用拇指、食指捏住一定部位,两指相对做搓揉动作的方法。

【功能】滑利关节,畅通气血,消肿止痛。

【注意事项】

1.动作要快速、灵活、轻巧。

2.常配合其他手法应用。

3.一般适用于四肢小关节。

## 擦法

【概念】擦法分为手指擦法、鱼际擦法和掌擦法三种。手指擦法是用拇指、食指、无名指和小指的指腹面来回摩擦肌肤；鱼际擦法是用手掌的大鱼际或小鱼际来回摩擦肌肤；掌擦法是用手掌来回摩擦肌肤。

【功能】加强血液循环，祛除寒邪，疏通经络。

【注意事项】

1.操作擦法时，切记应紧贴皮肤，直线往返。

2.按摩者用力一定要均匀，千万不能屏气操作，用力一定要柔和。

3.速度每分钟12~15个来回。

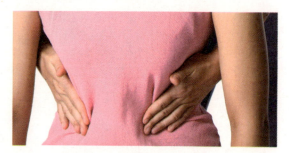

双掌擦法

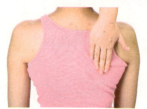 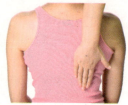

单掌擦法

## 踩法

【概念】足部踩踏肢体一定部位的方法。

【功能】解痉止痛，开通闭塞，舒经活血。

【注意事项】

1.操作时病人俯卧，全身放松，自然呼吸，切勿憋气用力，胸部和大腿部各垫枕头。

2.施术者单手或双手握住预先设置好的环架或持杖，以提气轻身，控制自身重量。

3.踩踏时根据病人体质和病情轻重，择一足尖，足跟或全足掌着力，于病人腰骶部及大腿部进行踩压、揉搓或点穴，先轻后重，逐渐加力，一踩一松，以病人能耐受为度。

4.本法刺激量大，一定要谨慎实施，临床常用于腰椎间盘突出症的治疗。

## 击打法

【概念】用手指敲打穴位的方法，也就是说按摩者的五指微屈，用五指指端击打穴位，也叫叩法。也可以使用击打棒击打。

【功能】能减缓疲劳，疏通经络气血。因按摩者疲劳时，可用此法稍做休息，同时也能达到按摩效果。

【注意事项】

1.操作时，按摩者腕关节放松，双手可交替进行，也可同时进行。

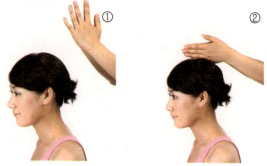

手指击打法

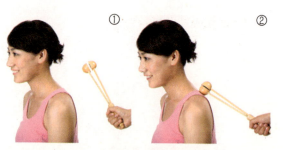

击打棒击打法

2.速度每分钟150次左右。
3.此法多用于头部疾病。

## 拍法

【概念】五指并拢，掌指关节微屈，用虚掌拍打；或者五指并拢，用手掌尺侧（靠近小手指那侧）拍打。
【功能】消除肌肉紧张，缓解疲劳，通气血。
【注意事项】
1.操作时，按摩者腕关节放松，被按摩者也要全身放松配合操作。按摩者可一只手固定住要拍打部位，用另一只手进行操作。
2.用力轻、快、稳，而且要均匀，双手可交替进行。
3.速度每分钟150次左右。

## 捏脊法

【概念】用双手拇指桡侧面顶住脊柱两侧皮肤，以食指、中指按压，且必须与拇指同时用力，逐渐捻动向前移。
【功能】疏通气血，通达经络，祛除邪气。
【注意事项】
1.操作捏脊法时，一定要做到快速，随捏随起，不能多留。
2.操作时，一般自尾骨端顺脊柱向上移动。用力适当、均匀。
3.速度匀速，每次操作7遍为宜。治感冒及小儿积食效果尤佳。

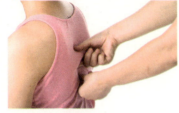
捏脊法

## 拿法

【概念】手指呈钳形，提拿局部肌肉或肌筋的方法。
【功能】通经活络，行气开窍，祛风散寒，解痉止痛。

【注意事项】
1.用拿法时，腕关节要放松，摆动灵活。
2.用指拿法或掌拿法提起肌肉时，注意不要掐皮肤。
3.动作宜缓和、有连贯性。
4.频率为每分钟60～80次。
5.手指之间相对用力，力量由轻而重。

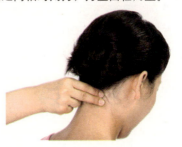
拿法

## 滚法

【概念】用手掌的背面小指尺侧部在皮肤体表处用力，通过腕关节做屈伸、外旋运动，使手掌来回连续运动。
【功能】疏通气血，祛除寒邪，通达经脉。
【注意事项】
1.操作滚法时，肢体自然下垂，肘关节向内微屈，腕关节放松，五指微张，手掌小指尺侧面紧贴皮肤。
2.切记不可有扛肩、腕关节绷紧、手指伸直等动作。因为这样容易使按摩者自身受到损伤。
3.速度均匀，用力稍大。每分钟50～70次。

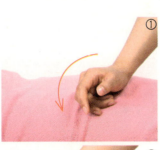
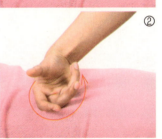
滚法

# 人体简单取穴方法

## ➊ 取穴的基本方法

取穴的方法有很多,在此我们仅介绍几种简单的方法。

### ☐ 据人体体表标志定穴位

也就是说,有些穴位就是以人体身上的部位而定的,那么这个时候你只需要用眼睛、手指比对一下,就可以找出穴位了。例如你可以用人体的五官、毛发、手指、脚趾、乳头及骨关节处的凸起和凹陷来定位。比较常见的如印堂穴,在两眉中间处;膻中穴,在两乳中间;天枢穴,在肚脐旁边2寸;大椎穴,在俯首时最高的第七颈椎棘突下。

### ☐ 据人体手指定穴位

是以被按摩者本人的手指作为标准度量取穴,医学上将之称为同身寸。这种方法分为直指寸和横指寸。

被按摩者本人的拇指中节的宽度为1寸。

被按摩者本人的食指、中指、无名指中节的侧面横纹之间宽度为2寸。

被按摩者本人的食指、中指、无名指、小指并起来,其中间宽度为3寸。

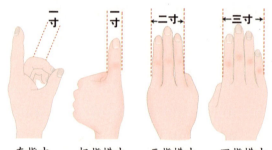

直指寸　拇指横寸　三指横寸　四指横寸

### ☐ 据人体骨节定穴位

即骨度分寸法,利用人体的骨节作为标志测量全身各个部分的大小、长短。依其尺寸可以折合成比例作为定穴的标准。但是一定要谨记,尺寸定穴并不是每个人都一样的。人体全身的骨度尺寸见下表。

## 人体全身骨度分寸表

| 部位 | 起止点 | 折量寸 | 度量法 | 说明 |
|---|---|---|---|---|
| 头部 | 前发际到后发际 | 12寸 | 直 | 如前发际不明,从眉心至大椎穴作18寸,眉心至前发际3寸,大椎穴至后发际3寸用于测量头部的横寸 |
| | 前额两发角之间 | 9寸 | 横 | |
| | 耳后两乳突之间 | 9寸 | 横 | |
| 胸腹部 | 天突到歧骨(胸剑联合) | 9寸 | 直 | 胸部与胁肋部取穴直寸,一般根据肋骨计算,每一肋骨折作1.6寸(天突穴至璇玑穴可作1寸,璇玑穴至中庭穴,各穴间可作1.6寸计算) |
| | 歧骨到脐中 | 8寸 | 直 | |
| | 脐中到横骨上廉(耻骨联合上缘) | 5寸 | 直 | |

(续表)

| 部位 | 起止点 | 折量寸 | 度量法 | 说 明 |
|---|---|---|---|---|
| 背腰部 | 两乳头之间 | 8寸 | 横 | 胸腹部取穴横寸，可根据两乳头间的距离折量，女性可用锁骨中线代替 |
| | 大椎以下至尾骶 | 21椎 | 直 | 背腰部腧穴以脊椎棘突标志作为定位依据 |
| 身侧部 | 腋以下至季胁 | 12寸 | 直 | 季胁指第11肋端下方 |
| | 季胁以下至髀枢 | 9寸 | 直 | 髀枢指股骨大转子高点 |
| 上肢部 | 腋前纹头（腋前皱襞）至肘横纹 | 9寸 | 直 | 用于手三阴、手三阳经骨度分寸 |
| | 肘横纹至腕横纹 | 12寸 | 直 | |
| 下肢部 | 横骨上廉至内辅骨上廉 | 18寸 | 直 | 内辅骨上指股骨内侧髁<br>内辅骨下指胫骨内侧髁<br>内踝尖指内踝向内的凸起处 |
| | 内辅骨下廉至内踝尖 | 13寸 | 直 | |
| | 髀枢到膝中 | 19寸 | 直 | 臀横纹至膝中，可作14寸折量 |
| | 膝中到外踝尖 | 16寸 | 直 | 膝中的水平线，前平膝盖下缘，后平腘横纹，屈膝时可平犊鼻穴 |
| | 外踝尖到足底 | 3寸 | 直 | |

## ➡ 取穴常见问题解答

**问** 穴位必须同书中所述位置分毫不差吗？

大多数人都会以为，穴位只是一个很小的点，而且必须跟书中描述的分毫不差。但是，事实上，如果你把穴位理解为一个很小的区域，那么你就不觉得找穴位是个很难的问题了，也不会钻牛角尖似的以为必须找到那个"针眼"，这样才能对患者进行治疗。

**问** 人与人之间的穴位一样吗？

每个人的体形、体格并不是完全一样的，所以说，人与人之间的穴位也不是完全一样的。人体穴位是以通过人体正中央的正中线划分的，左右是对称的。因此，人身体上除了正中央的穴位外，其他穴位左右都各有一个。

**问** 怎样就证明穴位找对了呢？

只要你在按压穴位时，感到紧张、酸胀麻木以及疼痛，再加上如果你按压时，感到疼痛得到缓解或者疲劳得以消除时，那么你的穴位就找对了。

### ▫ 小贴士 ▫

在此讲几个找穴位的小窍门：用手指肚找穴位，这样患者不会把因为反复按压而产生的疼痛错认为是穴位；心里清楚穴位大概可能在哪个位置，不要乱压，比如说，想找合谷穴，却在脚上乱按，那就闹笑话了；实在不行，按摩之前，准备测量工具，以方便操作。

# 四季穴位按摩保健康

## ▶ 春季养肝重穴——太溪、太冲、鱼际、尺泽

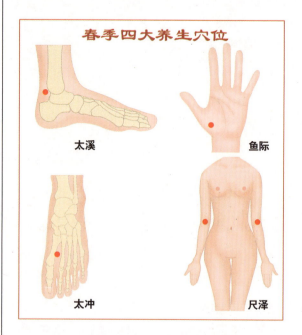

春季四大养生穴位

春季虽然是肝病的高发季节,但也是所有生物推陈出新、生机盎然的季节,人的肝气亦开始旺盛,排浊气、畅气血,正是调养肝脏的大好时机。因此,中医又有春宜养肝之说。春季开启了一年生命活动周期的序幕,养生应以养肝护肝为先。

春季的气候特点总结起来就是干燥、多风,这时,我们的身体最容易受温燥之邪的侵犯,也就是肝最容易首先受到伤害。为了防患于未然,我们一定要做到以下几点:

首先,每天按揉太溪、太冲、鱼际和尺泽。具体方法是:早起先按揉肝经上的太冲穴,肺经上的鱼际和肾经上的太溪,每穴各3分钟,晚睡前用热水泡脚,然后依次按揉鱼际、太冲、太溪,每次每穴3分钟,再加按肺经上的尺泽3分钟。

其次,多补水,可以平肝火,祛肝热。春季风力较大,气候干燥,水分缺乏,人们应多喝开水补充体液,增强血液循环,促进新陈代谢。多饮水还可促进腺体,尤其是消化腺和胰液、胆汁的分泌,以利消化、吸收和废物的排除,减少代谢产物和毒素对肝脏的损害。

还有,要保持饮食均衡。春季天气逐渐暖和,此时阳气升发,饮食上要以清淡平和、营养丰富为宜,同时要保持均衡,食物中的蛋白质、碳水化合物、脂肪、维生素、矿物质等要保持相应的比例。避免多吃油腻、油炸、辛辣食物,这些食物难以消化,会加重胃肠和肝脏的负担。不要暴饮暴食或经常饥饿,这种饥饱不均的饮食习惯,会引起消化液分泌异常,导致肝脏功能的失调。此外,多食新鲜时令瓜果,春季大量新鲜蔬菜、瓜果陆续上市,为人们合理选择、均衡搭配提供了最佳条件。绿色食品是保肝养肝的最佳选择,对于新鲜的蔬菜,既可以生食,也可以煮汤,每日交换食用。肝气太旺的人应多吃些具有泄肝作用的食物,如以鲜芹菜煮粥或榨汁服,菊花代茶饮等;肝血不足常感头晕、目涩、乏力的,可多吃桂圆粥、枸杞鸡肉汤、猪肝等。春天肝气盛,易影响脾胃,应适当吃一些性味甘甜的食物,如粳米粥、白菜、大枣等。

一年之际在于春,好好调养就是积蓄"生"的力量,为一年的好身体打下基础,否则容易得肝病。这里的肝病不是肝炎之类,而可能是西医所说的眩晕、高血压、低血压、动脉硬化等大家耳熟能详的疾病。

照以上方法养肝,可保一年之中肝胆平安无事。

# 夏季疗心大穴——百会、印堂、阴陵泉

按照中医理论，夏季是一年中阳气最盛的季节，天气炎热而生机旺盛，即人体新陈代谢处于最旺盛的时候。众所周知，夏季因为炎热，很多人用空调冷饮来消暑，但过分贪凉会伤害体内的阳气。中医常说"春夏养阳"，也就是说，即使是在炎热的夏天，仍然要注意保护体内的阳气。

这时，我们首先要坚持每天按揉百会、印堂和阴陵泉。百会位于头顶最上方，也就是两耳往头顶连线的中点处，后顶穴的下方可以大大提升人体的阳气，让人神清目爽。每天用两手的中指叠压起来按在穴位上3分钟就可以了。

印堂在两眉的中间，每天用拇指和食指捏起眉间的皮肤稍向上拉100次，就能感觉到一种胀胀的感觉向两侧放散，那是阳气在冲击，之后你就能感觉到脑子特别清醒，眼睛也特别亮。阴陵泉具有健脾利湿的功效，坚持每天按揉此穴3分钟，可以保持整个夏天脾胃消化功能正常，还可以把多余的"湿"祛掉，为秋天的健康做更好的准备。

另一方面，按照中医理论，季节和五行五脏是有所对应的：夏季属火，对应的脏腑为心，所以养心也成为夏季保健的一大关键点。从五行生克关系上看，心属火，咸味属水，水克火，心气不足的人要少吃咸味；而酸味属木，木生火，所以多吃酸性的东西可以收敛心气，其中赤色的最佳，因为赤色入心。不要以为只有梅子、醋之类的才是酸性的，小豆、肉类、韭菜等都是宜心之品。夏季的饮食也要格外注意。绿豆粥可以祛暑宜气，绿豆皮可以利尿，夏季可以多食用绿豆粥。西瓜皮同样具有清暑热的功效，将西瓜皮加点冰糖熬水喝，可以有效缓解中暑症状。

另外，养心除了能顺应中医夏季养生理念以外，也有非常明显的实际意义。因为在夏季，气温过高本来就容易使人精神紧张，心理、情绪波动起伏，加上高温使机体的免疫功能下降，病人很可能出现心肌缺血、心律失常、血压升高的情况，即便是健康人，也可能出现情绪暴躁等现象。所以养心也是防止情绪起伏，预防疾病发生的好办法。

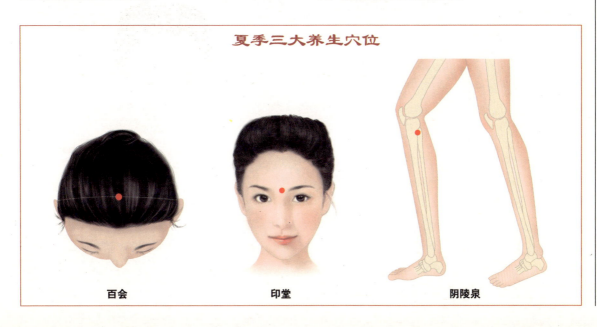

夏季三大养生穴位

百会　　　印堂　　　阴陵泉

## 秋季补肺之穴——曲池、迎香、鱼际、合谷

中医学认为，秋季燥气当令，为秋季的主气，称为秋燥。对我们人体来讲，这时阳气应该往回收了，才能以便于冬天的内藏。但是这时外界的温度还很高，阳气还在往外泄，毛孔仍是舒张的，人还是容易遭到燥邪的袭击。燥邪容易耗人津液，必出现燥症：常见口干、唇干、鼻干、咽干、舌干少津、大便干结、皮肤干燥甚至皲裂等。秋燥之气以中秋为界，又有温燥与凉燥之分。如秋初久晴无雨，秋阳暴烈，属温燥性质。深秋初凉，西风肃杀，属凉燥性质。但无论温燥、凉燥，总是以皮肤干燥、体液缺乏为其特征。五行之中，肺脏属金，旺于秋季。因肺喜清肃濡润，主呼吸与大气相通，外合皮毛，与大肠相表里，故燥邪最易伤肺，引起咳嗽或干咳无痰、口舌干燥、便秘等症。这时如果不注意的话，人就容易出现咳痰带血丝，肺特别容易受伤，埋下呼吸系统的重大隐患。因此，秋季养生应遵循中医养生中提出的秋冬养阴的原则，注意护阴润燥，以补肺为先。

补肺的穴位主要选择肺经上的鱼际和大肠经上的曲池、迎香。

曲池是手阳明大肠经的合穴，有很好的清热作用。每天阳气最盛的时候即下午1～3点时，按揉手臂两侧穴位2分钟即可，最重要的是要坚持每天做。

迎香也是手阳明大肠经的穴位，可以治疗各种难愈的鼻炎、鼻塞。双手按在鼻子两侧迎香上，往上推或反复旋转按揉2分钟，鼻腔会明显地通畅湿润许多。

秋季的后半段，热气慢慢下去了，天气转凉，于是凉燥开始通过口鼻来侵犯我们的身体，这时候我们要用温润来保养我们的身体。常用的穴位除了肺经上两侧的鱼际和大肠经上的迎香外，还要加上大肠经上的合谷。每天早上出门前先按揉鼻子两侧迎香至鼻内湿润。全天不定时地按揉手掌两侧合谷和鱼际，每次至少3分钟。

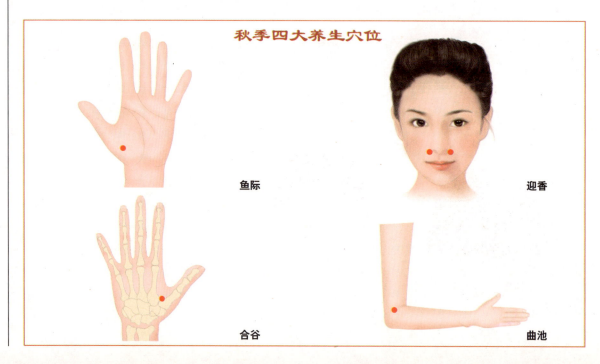

秋季四大养生穴位

鱼际　　迎香　　合谷　　曲池

## 冬季固肾金穴——关元、阴陵泉、肾俞、太溪

冬季草木凋零、冰冻虫伏，是自然界万物闭藏的季节，人的阳气也要潜藏于内。因此，冬季养生的基本原则也当讲藏。由于人体阳气闭藏后，新陈代谢相应较低，因而要依靠生命的原动力——肾来发挥作用，以保证生命活动适应自然界的变化。中医认为，人体的能量和热量来源于肾。由于冬季主令的寒气最易伤肾，因而，要想安然逾冬，养肾就显得格外重要。

肾为先天之本、生命之根。冬天气温较低，肾又喜温，肾虚之人容易呈现内分泌功能紊乱，免疫功能低下，怕冷容易感冒，并可影响其他脏腑器官的生理机能。要想肾精充盛、肾气健旺，保健按摩是一种有效的方法。

冬季对人体的主要危害就是寒气，但南北方有差别，南方寒湿较重，而北方则寒气为主，所以保健时也要区别对待。

南方人在冬季要以温阳化湿为养生的原则，每天要坚持使用如下几个穴位：阴陵泉、关元、肾俞。关元要用艾灸的方法，每天晚上艾灸5分钟，然后喝一小杯温开水，然后在两侧肾俞上面拔罐5分钟，起罐之后按揉2分钟；肾俞不必天天使用，每周拔罐2～3次就行了，其余的时间就按揉；小腿两侧阴陵泉还是用按揉的方法，每次每穴3分钟即可。

北方的冬季，寒气里面经常夹杂着一点燥气，所以既要温阳，还要注意不能化燥，要防燥，所以要适当地滋阴，坚持刺激以下几个穴位：关元、肾俞、太溪。每天晚上临睡前1小时，先泡脚20分钟，然后按揉脚踝内两侧太溪，每穴5分钟，然后艾灸关元5分钟，再艾灸腰部两侧肾俞5分钟。

另外，冬季固肾饮食调节也很重要。冬天可适当多进食如羊肉、狗肉等滋肾壮阳的食物，这对素体虚寒、阳气不振者尤其有益。对于肾之阴精亏少、阴阳渐衰的中老年人来讲，还可配食乌龟、甲鱼等护阴之品，以求阴阳平衡。黑色食品能入肾强肾，冬宜食"黑"，可择食黑米、黑豆、黑芝麻、黑木耳、黑枣、蘑菇、乌骨鸡、海带、紫菜等食物。不少干果和坚果具有补肾养肾之功效，如核桃、板栗、松子、榛子等，冬天食用正合时宜。上述食物还兼具健脑、乌发之功。需要注意的是，咸味入肾，可致肾水更寒，寒凉之品则易损元阳，故冬季饮食不可过咸，并忌寒凉。

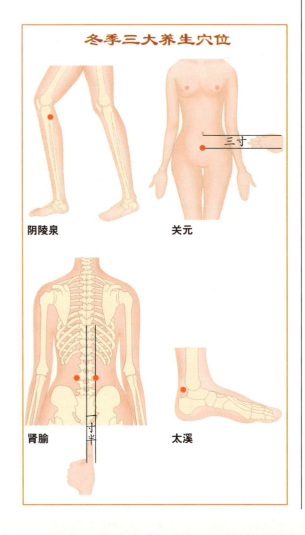

冬季三大养生穴位

阴陵泉　关元

肾俞　太溪

# 按摩使用的工具

## ⇥ 家庭日用品

### □ 牙签

将牙签绑成一束，进行穴位按摩，可以刺激穴位，增强按摩效果。可以将牙签尖的和圆的部分分开使用，刺激不同的部位。

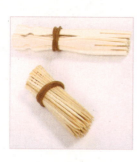

### □ 梳子

用梳子进行按摩，在刺激穴位时，可做快速敲打，疏通血液循环，缓解疲劳；也可按住不动，停留一会儿，刺激穴位。

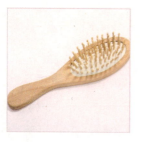

### □ 槌子

肩膀、背部、大腿部等区域较大的部位，用木槌击打，可以减缓疲劳，疏通筋骨。

### □ 网球

用手掌夹住网球，来回在掌心做运动，可以达到刺激穴位的目的。若是觉得刺激效果不明显，也可以选择高尔夫球。

### □ 冰块

因扭伤或擦伤导致发热时，或者有严重的肩膀疼痛时，冷敷比热敷效果要好一些。用冰袋、冷毛巾或者去买冷贴布均可。

### □ 夹子

用夹子夹住疼痛部位，可达到同捏法一样的治疗效果。

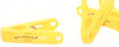

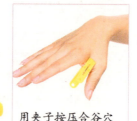

用夹子按压合谷穴

### □ 电吹风

电吹风吹出的温风可以代替热敷的效果或者艾灸的效果。但是一定要离开皮肤15厘米左右，以免烫伤，并且要沿着经脉吹。

### □ 浴刷

同梳子的效果一样，能增强血液循环，代替摩法、擦法等按摩手法。但切记一定要保持力度，不要将皮肤划破了。

### □ 套环

将套环套在拇指或食指上，然后手指之间相互按压。这样，指尖可以受到套环的刺激，促进血液循环。手凉的人可常用这种方法。

### □ 热水袋

比起电吹风，这个可能更加安全一些，但是缺点是不能移动。将热水袋用毛巾包好，放于疼痛部位10分钟左右可达到治疗效果。

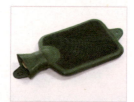

## □ 米粒

将米粒用胶布固定于疼痛处,可以做长时间的按摩。有条件的话,也可以找王不留行代替米粒,效果更好。

## □ 软毛刷

用软毛刷可以对足底进行按摩,刺激大片区域。

## □ 木棍

首先必须保证这根木棍表面光滑,不会刺伤人,或者你可以用布将其包住。将木棍放于地上,脚放于它上面来回滚动,可以刺激足底穴位,达到按摩效果。

## □ 圆珠笔

可用圆珠笔略尖的一端以较强的力按压身体上的穴位。平时使用较方便。

## ▶ 专业穴位刺激用品

在进行按摩时,除了上述所说的日常用品外,还可以去商店专门买一些按摩用具,进行操作。下面就介绍几种普通、易得的物品。

## □ 按摩棒

用按摩棒凸出的一端进行按摩。

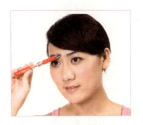

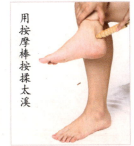
用按摩棒按揉太溪

## □ 颈部按摩器

将球状部位抵住疼痛部位,双手拿住两头进行按摩。

## □ 腰部按摩器

将凸起抵住疼痛部位,双手握住两边进行按摩。

## □ 手部按摩器

● 按摩戒指:将手指穿过圆圈,按压手指穴位。
● 小球:用手握住小球,用其凸起的尖尖达到按摩效果。

## □ 脚部按摩

● 夹趾器:用脚趾夹住按摩器进行穴位按摩。
● 按摩环:将脚伸入环内,上下移动,刺激小腿部穴位。
● 脚底按摩器:将脚踩在上面,凸起的部分可以按摩脚底。
● 按摩踏板:脚踩在上面用力时,可以利用其高低不平的凸起刺激穴位。

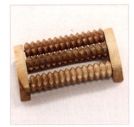

## □ 按摩滚轮

用滚轮进行揉法、击打法按摩。

## □ 击打棒

用击打棒击打身体,可消除肌肉的酸痛和疲劳。由于击打棒比较温和,因此不必担心会使身体受到伤害。

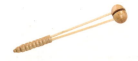

# 按摩注意事项与禁忌

## 成人按摩注意事项

●按摩前要用热水洗手,以保证手的清洁卫生。同时,将有碍操作的物品,如手表、戒指等预先摘掉。

●按摩前要修剪指甲,指甲要与指腹顶端平齐。因为若指甲过长,则容易损伤肌肤;若过短,则按压穴位无力,没有效果。

●在给他人按摩时,按摩者态度要和蔼,严肃细心。

●被按摩者与按摩者的位置要安排适合,特别是被按摩者坐卧等姿势,要舒适又便于操作,同时被按摩者的精神和肌肉一定要放松。

●按摩时,一定要根据当时的天气选择恰当的环境。夏天按摩时环境应是空气流通、温度适中的;冬季按摩的室内环境应温暖,而且按摩者的双手一定要是热的,以防被按摩者着凉。

●按摩手法要轻重合适,并随时观察被按摩者表情,使被按摩者有舒服感。开始按摩时,手法一定要轻,然后逐渐加大力度,直到被按摩者所能承受的力度为宜。

●按摩时,一定要注意按摩部位与按摩手法、被按摩者的个体差异、按摩力度之间的关系。比如,腰臀部力度可大些,前胸、腹部力度要小些;再者青壮年力度可重些,老人、小孩力度要小一些。

●腰部肾区不宜用拍法、击打法,以免损伤肾脏。

●按摩时间每次以20~30分钟为宜,按摩次数以12次为一疗程。

●被按摩者在大怒、大喜、大恐、大悲等情绪激动的情况下,不要立即按摩。

●按摩后不可立即洗澡。

●饱食之后,不要急于按摩,一般应在饭后2小时左右为宜。按摩时,有些人容易入睡,应取毛巾盖好,以防着凉,注意室温。当风之处不要按摩。

## 婴儿按摩注意事项

●刚出生的宝宝由于脐带还没脱落,所以尽量不要做腹部按摩。

●按摩时,要先准备婴儿油或婴儿乳液,以减少按摩时的摩擦力,如果宝宝皮肤比较干燥,选择具有保湿作用的乳液比较好。方法是,在按摩前先将婴儿油或乳液放在手心,双手搓热后再进行按摩。

●按摩时可以先从脸部开始,再进行下面的步骤,如此宝宝会比较有安全感。

●按摩的力度要适中,不能太轻像是搔痒,也不能太重,宝宝会痛。

●按摩最佳的时机是在两餐之间,千万不能一吃饱就进行,以免宝宝呕吐。

●选择在一个温暖舒适的平面上给宝宝做按摩,室温最好在25℃左右,保持房间的安静、清洁,用一些轻柔的音乐做背景,可以营造出轻松的氛围。

●在按摩过程中,试着注视宝宝的眼睛,给他唱唱歌或是说说话。

●值得注意的是,按摩前应该获得宝宝的同意,而进行按摩时,要随时关注宝宝的反应,如果他看起来并不十分舒服,就试着减轻力道或是干脆先停下来。这

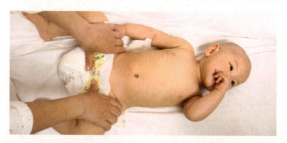

样做能使宝宝从小就对自己身体有正确的认识，对于培养宝宝自尊、自重的个性十分重要，而不要因为宝宝太小，认为他什么都不懂而不尊重他，结果影响到他的性格和社交发育。

## 不宜按摩的情形

- 妇女月经期及妊娠期不宜对腹部进行按摩。
- 年老体弱以及因长期疾病导致身体极度虚弱的人。
- 皮肤损伤及患皮肤疾病的人不可进行按摩，如湿疹、烫伤以及一些开放性伤口。
- 急性软组织损伤导致的局部组织肿胀，不可按摩。
- 具有严重心、肝、脾、肺、肾功能不全的患者。
- 诊断上有不明原因的急性脊柱损伤伴脊髓症状的病人。
- 患有某种传染性疾病的患者，如肝炎、结核病等。
- 患有某种溃疡性皮肤病的患者，如丹毒、脓肿等。
- 各种容易引起出血的疾病，如血友病、白血病等。
- 各种急症患者，如急性阑尾炎、胃穿孔、胃及十二指肠溃疡等。
- 各种骨折和关节脱位患者。

## 异常情况的处理

### □ 晕厥

这是在按摩过程中常见的情况，所以遇到这种情况千万不要紧张，一定要沉着冷静地对待。

被按摩者晕厥一是因为被按摩者身体虚弱、精神过度紧张或者过度疲劳、饥饿所引起的；二是因为按摩者手法太重或者按摩时间太长。这两种情况下，被按摩者常会出现头晕、恶心、面色苍白、四肢发凉、出冷汗甚至昏迷。

处理这种情况时，按摩者应立即停止按摩，将晕厥者安置到通风处，喂一些白开水或糖水，过一会儿后，被按摩者就会好转。若是遇见晕厥较重的，可以掐人中、按足三里、捏合谷等，以促使其苏醒。

### □ 皮肤破皮

当用擦法、摩法、揉法时，经常会使患者皮肤受到损伤，遇到这种情况，应立即停止按摩，给破损皮肤进行消毒处理。

### □ 骨折

这种情况发生不多，但若是被按摩者感觉不适，也应立即去医院检查，以免贻误病情。

## 按摩常见问题

**问** 按摩要用很大的劲吗？

答案是否定的。按摩是一种力气与技巧的结合，用对了力气，选对了技巧，就可以得到很好的效果。进行按摩时，力度一定要从轻到重，逐渐达到患者可以接受的程度。

再者，按摩者要根据被按摩者的年龄体质、性别选择不同的按摩手法和力度。具体地说，老人、儿童、妇女用力较轻，青壮年用力较重；体格瘦弱者用力较轻，体格强壮者用力较大。总而言之，按摩只要使患者感觉到酸胀、麻木、舒服等感觉，就说明你所使的力度是对的。

**问** 被按摩者应选用什么样的体位较好呢？

首先选择体位一定要选择对双方都合适的姿势；再者选择的姿势一定要能使被按摩者得到全身心的放松；最后要便于按摩者进行操作。选择体位同样是根据年龄和性别而有差异的。对老年人、身体差的人，一般选择卧位、坐位，如果进行头部按摩、颈部按摩、还可以选择有靠背的坐位；对于小孩，可采取大人抱住的姿势，再进行操作；进行自我按摩时，一定要选择自己容易施力的姿势，以免伤到自己。

# Part 2 日常按摩养生操

身体部位按摩养生操
穴位按摩养生操
循经按摩养生操
日常健脑手操
儿童健脑手操
……

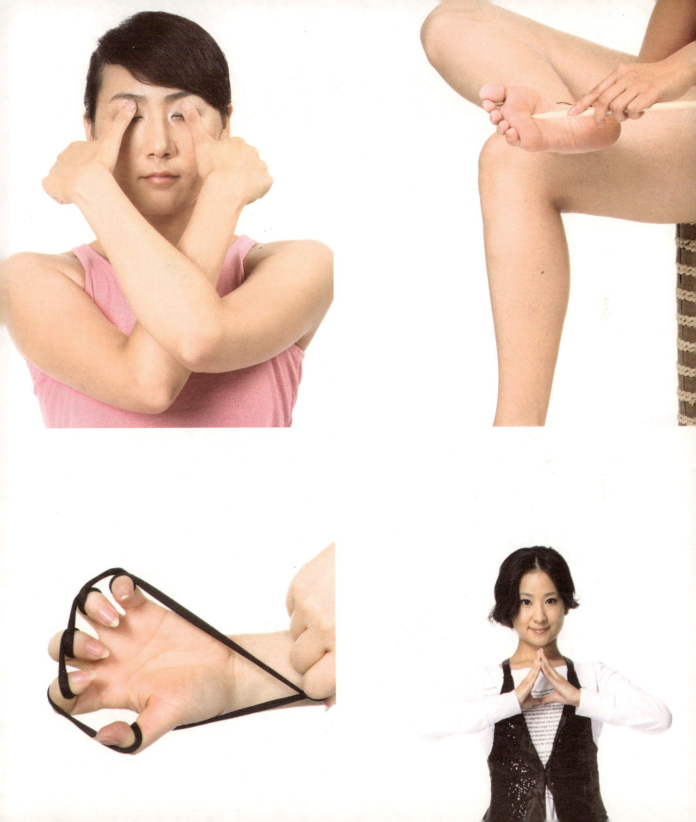

# 身体部位按摩养生操

按摩养生操是一种简单、方便的按摩方法。本节只简单介绍几种传统的针对身体部位的按摩养生操,以方便你在短时间休息时操作。它可以缓解疲劳、减轻压力、清醒头脑。中医养生专家指出,经常对这些部位进行按摩,可以调节气息、滋养全身器官,是强身健体、祛病益身的有效保健方法。

## ▶ 眼睛按摩养生操

**注意事项** 放松精神,眼睛平视前方,尽量望一些绿色的地方,远望2~3分钟后开始按摩。

**做法**

①转动眼睛,首先两眼以顺时针方向转动4~5次,然后逆时针转动4~5次,接着平视2分钟,再转动双眼。每组做2~3次。可改善视力,缓解精神。
②眼睛轻闭,用拇指指腹轻擦眼皮20次,左右交换轻擦。然后摩擦双手,直至发热为止,用双掌盖住眼睛,用热量加速眼睛周围的血液循环。取下双掌,用手指沿眼睛周围由内向外打圈按摩。力度要轻(见图1-1、图1-2)。
③用手指指腹按揉太阳。向前方揉动20次,接着向后方揉动20次(见图2)。
④用拇指和食指拿捏印堂,反复操作10次左右。可缓解头痛。

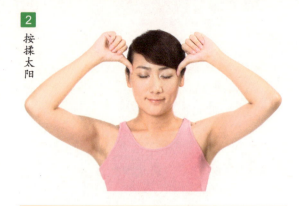

②按揉太阳

## ▶ 牙齿按摩养生操

**注意事项** 放松精神,轻闭口唇,稍微活动牙齿,也就是说上下轻叩牙齿,以及左右摩擦牙齿。

**做法**

①上下、左右轻叩牙齿20次(见图1-1、图1-2)。
②咬紧牙关,鼓起两腮。坚持30秒。但切记,若口

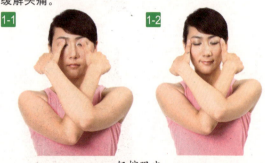

轻擦眼皮

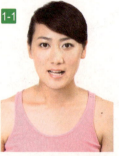

上下轻叩牙齿

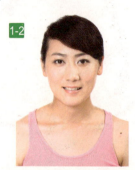

左右轻叩牙齿

内有异物，一定要清理干净。
③松弛两腮后，再反复操作2~3次。
④操作完成后，可用手轻拍面部两颊，加速血液流通，有助于减缓压力（见图2）。

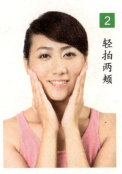

2 轻拍两颊

转动身体（见图1）。
②身体站直，做前俯后仰运动。操作10次左右（见图2-1、图2-2）。
③手轻握成拳，用拳眼或者拳背轻按腰眼。左右各做10次（见图3）。
④将双手摩擦直至手心变热为止，接着用双手盖住腰眼。
⑤用双手由上向下按摩，再由下向上按摩。左右各做10次（见图4）。

## ▶ 腹部按摩养生操

**做法** □□□□

①将一只手掌心放于肚脐上，再用另一只手盖住这只手。双手用力以肚脐为中心做顺时针运动（见图1）。
②开始按摩后，按摩范围可由小变大，逐渐加大范围。但一定要从肚脐开始（见图2-1、图2-2）。
③按摩范围包括上腹、小腹，共40次。
④按摩完成后，再以顺时针方向，由大范围到小范围按摩（见图3）。
⑤反复操作30次左右。有助于肠胃运动。

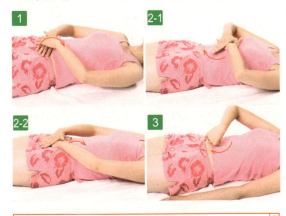

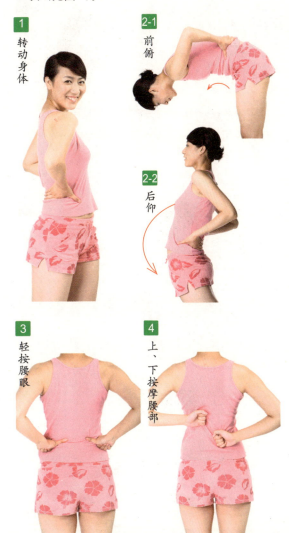

1 转动身体　2-1 前俯　2-2 后仰　3 轻按腰眼　4 上、下按摩腰部

## ▶ 腰部按摩养生操

**做法** □□□□

①两腿平行站立，双手叉腰，以腰为中心，分别左右

日常按摩养生操

第二章

43

## ▶ 耳部按摩养生操

**做法**

①身体放松,将双手掌心摩擦至生热(见图1)。
②搓热后将双手手掌分别放在耳上,坚持约30秒(见图2)。
③反复操作20次。但速度要快(见图3)。
④用双手掌心捂住耳孔,拇指按住后脑部,其余四指反复轻叩头顶,操作20次,休息1次。
⑤用手摩擦耳缘,直至发热为止。
⑥用手插进耳孔,力度一定要轻,手指放在耳孔内,要转动手指,接着快速抽出手指(见图3)。

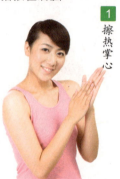

1 擦热掌心

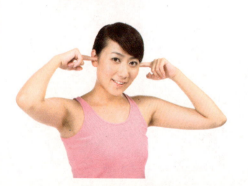

2 双掌放在耳上

3 以手指插进耳孔

## ▶ 鼻部按摩养生操

**做法**

①将两手握成拳,伸出食指,放于鼻侧两旁。
②用食指背面沿着鼻梁骨,从鼻翼到鼻根部,由下到上反复操作30次(见图1)。
③接着用拇指快速揉擦鼻尖、鼻端及人中(见图2)。

1 食指摩擦鼻侧　　2 拇指快速揉擦

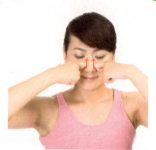 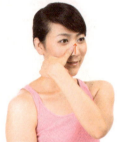

## ▶ 脚部按摩养生操

**做法**

①将脚心翻转向上,用手轻擦脚底,由脚尖到脚跟反复轻擦,让脚底发热(见图1-1、图1-2)。
②接着用双手摩擦生热,盖住脚心处的涌泉,让热力由脚心向上扩散。如有条件,可以用其他能生热的辅助物品,通过脚心向上传导(见图2-1、图2-2)。

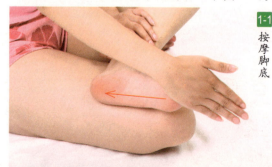

1-1 按摩脚底

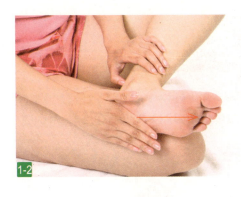

1-2

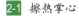
2-1 擦热掌心

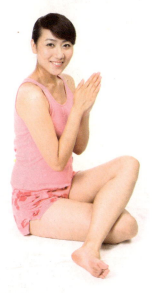

2-2 以掌心盖住涌泉

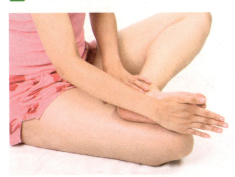

③操作时，一定要从脚尖到脚跟部，再由脚跟到脚尖按摩。

## ▶ 肾脏按摩养生操

①用手掌从胸部剑突向下平推至耻骨联合处，反复操作30次（见图1-1、图1-2）。

②接着用双手重叠放在气海上，先按顺时针方向按摩30次，再按逆时针方向操作30次（见图2-1、图2-2）。

③男性用手掌搓热后轻握住睾丸，缓慢揉捏。直至睾丸产生酸胀感为止。

④接着用双手手指将睾丸捏住、提拉，反复按摩30次。

⑤用手掌或手掌小鱼际按摩腹股沟下近毛际处，由上到下或由下到上按摩，反复操作30次。

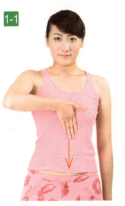
1-1

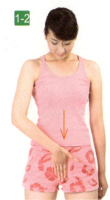
1-2

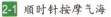 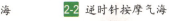
向下推摩腹部

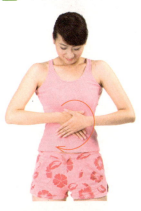
2-1 顺时针按摩气海

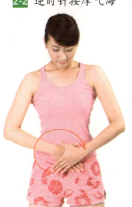
2-2 逆时针按摩气海

# 穴位按摩养生操

穴位按摩养生操是直接在患者体表进行操作的按摩方法。这种按摩方法很简单，以手代针，振荡经络、按压穴道，不仅能轻松预防各种日常生活常见病，而且对一些常见病症有很好的辅助治疗作用。同时也是生活中常用、方便的按摩方法。

穴位按摩养生操操作简单，而且不受任何条件的限制。但要注意：取穴一定要准确；按摩时以按、压为主要方法；按摩力度一定要让患者感到酸、胀、麻；按摩时，一定全身心的放松，且注意力集中。

下面介绍一套按摩操，可以有选择性地按摩，也可以按照下列顺序进行按摩。

**1 深呼吸**

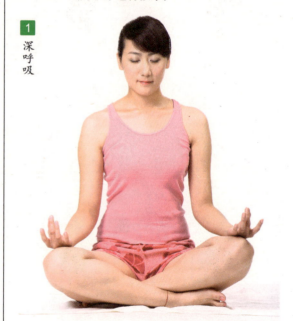

①盘腿坐好，背部挺直，深呼吸10余次，使周身气血通畅（见图1）。
②以双手食指揉睛明20次（见图2）。
③摩擦双眼眼眶10次。

**2 揉睛明**

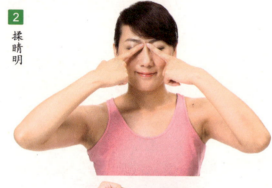

④揉按印堂20次（见图3）。
⑤双手揉按两边太阳15次。
⑥以双手指腹向两边分推前额20次。

**3 揉按印堂**

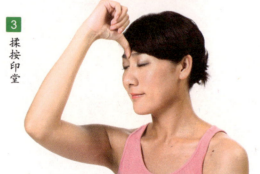

⑦用双手推迎香20次（见下页图4）。
⑧以双手推听宫20次（见下页图5）。
⑨以双手向上轻推两颊20次。
⑩单手握拳，以拇指揉百会，左右手各20次（见下页图6）。
⑪按揉风池20次（见下页图7）。

4 推迎香

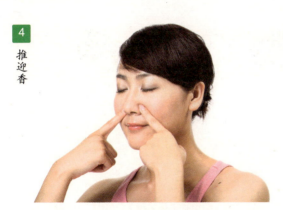

7 按揉风池

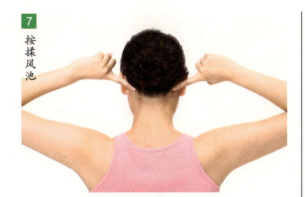

5 推听宫

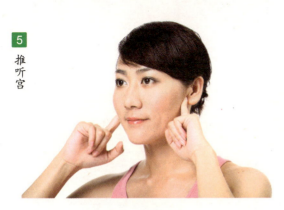

8 擦大椎

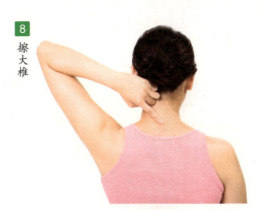

6 揉百会

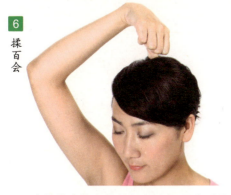

9 揉膻中

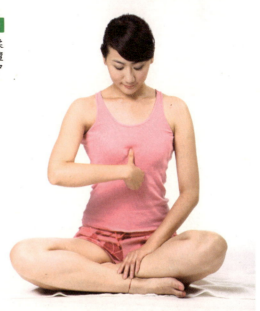

⑫以食指指腹擦大椎，左右手各15次（见图8）。
⑬以双手按揉肺俞20次。
⑭以双手按揉脾俞30次。
⑮以双手揉、擦肾俞40次。
⑯擦腰骶，左右手各30次。
⑰揉膻中，左右手各20次（见图9）。

⑱摩中脘，左右手各40次（见图10）。
⑲揉气海，左右手各30次（见图11）。
⑳擦上胸，左右各20次。
㉑擦章门，30次（见图12-1、图12-2）。
㉒擦小腹，左右手各30次。
㉓揉、拿双肩，左右各20次（见图13）。
㉔拿、按肩髃20次。
㉕揉按手三里，左右各10次（见图14）。
㉖拿内关、外关，左右各10次（见图15）
㉗拿按合谷，左右各20次（见图16）。

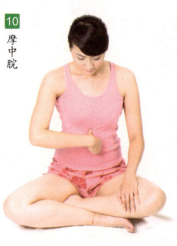

10 摩中脘

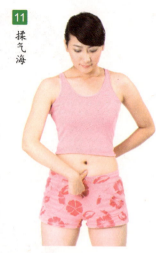

11 揉气海

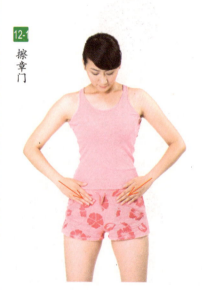

12-1 擦章门

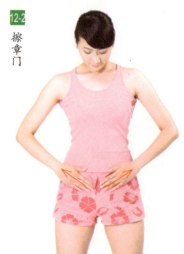

12-2 擦章门

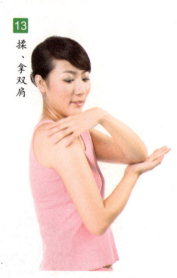

13 揉、拿双肩

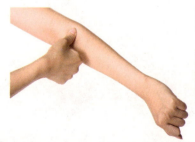

14 揉按手三里

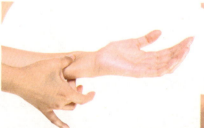

15 拿内关、外关

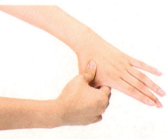

16 拿按合谷

㉘擦上肢，左右各7~10次。
㉙捻摩手指，各3次（见图17）。
㉚点按风市，左右各20次。
㉛揉按血海，左右各10次（见图18）。
㉜拿阴陵泉、阳陵泉，左右各10次（见图19）。
㉝按揉足三里，左右各20次（见图20）。
㉞按揉三阴交，左右各10次（见图21）。
㉟拳击下肢，左右各10次（见图22-1、图22-2）。
㊱搓下肢，左右各10次。

**17** 捻摩手指　　**18** 揉按血海

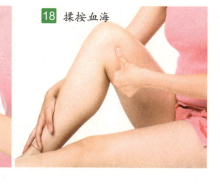

**19** 拿阴陵泉、阳陵泉　　**20** 按揉足三里　　**21** 按揉三阴交

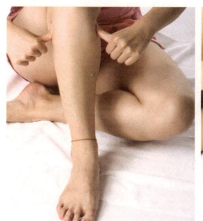
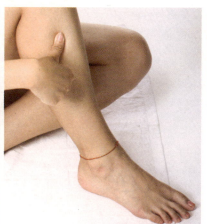
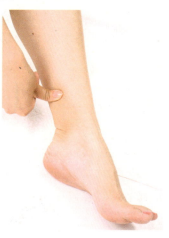

**22-1** 拳击下肢　　**22-2** 拳击下肢

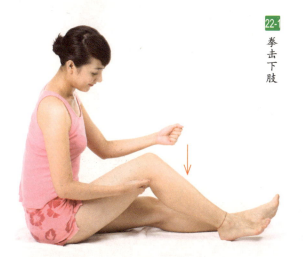
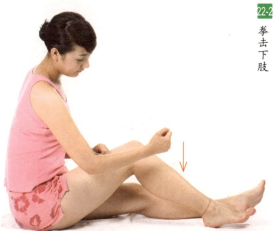

# 循经按摩养生操

循经按摩养生操是遵循经络理论的一种按摩方法。经络是运行气血、连通全身、通达表里、沟通脏腑、外络肢节的气血通路。中医学上将循行于上肢的经称为手经；循行于下肢的经称为足经；循行于四肢内侧的经称为阴经；循行于四肢外侧的经称为阳经。

从经脉走行来说，人体头面部是人体阳经的交会处，胸腹部是人体阴经交会处，四肢是人体阴经、阳经循行分散行走的地方。所以说，循经按摩养生操可以疏通全身气血，调和五脏六腑，达到强身健体的功效，起到防病治病的作用。下面简单介绍一下循经按摩养生操。

## ▶ 头面部按摩

做法

①静坐5分钟，放松精神，集中思想，达到身心与肢体的统一（见图1）。

1 静坐，放松

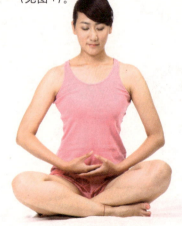

②按摩舌头。将舌尖分别轻抵住上下牙龈，由左向右，再由右向左转动10次左右。将口内产生的津液慢慢咽下。

③按摩牙齿。上下轻叩牙齿，先上下轻叩，再左右摩擦牙齿。

④面部按摩。用手掌轻拍面部，从鼻部到耳部。然后再由迎香穴按摩到眼睛睛明穴，缓慢摩擦印堂、太阳穴，再至双耳部，摩擦双耳缘，直至发热为止。反复操作10次（见图2-1、图2-2）。

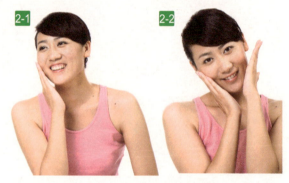

用手掌轻拍面部

⑤头部按摩。用双手张开成爪形，从前发际向后发际梳，左右手可交替按摩。反复操作20次（见图3）。

3 从前向后梳理

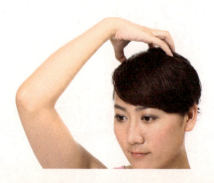

⑥耳部按摩。将搓热的手掌分别放在耳孔上，坚持30秒。反复操作20次。但速度要快。用双手掌心捂住耳孔，拇指按住后脑部，其余四指反复轻叩头顶，操作20次。

⑦眼睛按摩。双眼平视前方，放松精神。上下左右转动眼球，反复操作10次。然后双手手指分别按顺时针、逆时针方向按摩眼眶周围（见图4—1、图4—2、图4—3）。

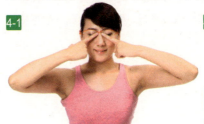 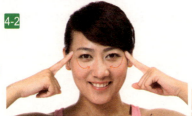 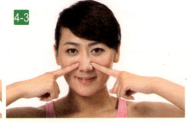

按摩眼眶

## ▶ 胸腹部按摩

①首先从天突向剑突按摩，由上向下，再由下向上，反复10次，接着再以膻中为中心，做圈状运动。可起到顺气的作用。
②用双掌贴着胸前肋骨，自上而下运动。可起到理气的作用。
③将搓热的双掌紧贴住前胸壁，坚持3分钟左右。
④按摩小腹时，可以做圈状运动，但一定要按同一个方向按摩。

## ▶ 四肢按摩

①按摩时，先从上肢开始，再到下肢。首先用手掌揉捏手指、手背、手臂，再到胸部，然后再由原路返回；接着，双掌自腰侧同时开始，沿臀部向下按摩大腿、小腿外侧，沿双足外踝至双足背面，到外侧足趾；最后从足心开始，沿着内踝到小腿、大腿、腹股沟、腹部。按此顺序，反复按摩10次。
②甩手蹬脚。将双手腕上下左右抖动10次，然后反复向前、向后蹬出脚，先左后右，各蹬10次。
③按揉涌泉、劳宫。用手指反复刮擦对侧手掌心；再将双手擦热后捂住对侧脚心，然后刮擦。
④站立，以双手分别拍打腹部丹田和腰部命门处，各20下。

## ▶ 结束动作

双手垂直放下，身体站稳，轻闭眼睛，吸气，提臀，做吸气、呼气运动，集中精神。静站3分钟。

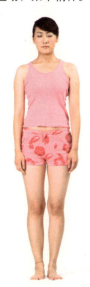

# 日常健脑手操

成年人每天工作繁重，不妨通过一些简便易做的手操来活动双手，缓解手部麻木与疲劳，同时保持头脑清醒，起到健脑的作用。下面推荐的几种简单的手操随时随地都可进行练习，而且会收到意想不到的效果。

## ▶ 呼吸手操

**锻炼目的** 可增强人体对疾病的抵抗力及耐力，还可缓解肺病及感冒症状。

**做法** □□□□

①双手十指交叉，屏住呼吸，同时使交叉在一起的手指的指尖用力压在对侧手的手背上约3秒钟。重复做50次（见图1）。

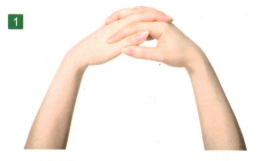

1

②双手十指交叉握在一起，手指伸直，屏住呼吸，同时手指和手指之间用力，3秒钟后放松，重复此动作（见图2）。

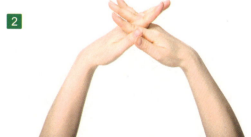

2

③保持手指相互交叉，将双手手掌合在一起，用力使手腕的前部感到刺激，屏住呼吸3秒钟。然后放松，吐气，解除紧张状态。3秒钟之后进行同样的动作（见图3）。

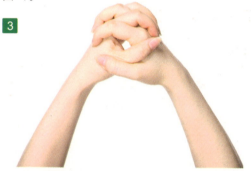

3

## ▶ 手部瑜伽操

**锻炼目的** 可缓解全身的疲劳，坚持练习还可锻炼人的耐力。

**做法** □□□□

①手指弯曲，握拳，并注意用力于小拇指。由于小拇指与生殖器有关，因此这个动作可增强人的精力，并能延长寿命（见下页图1）。

②然后迅速吐气，同时快速将手指伸开，吐气完毕后屏住呼吸，用力将5个手指伸直，直至感到指尖颤抖为止。屏住呼吸约10秒钟，再慢慢地恢复到原状（见下页图2）。

③手臂伸直，用力握拳，吸气的同时向上立起手腕（见图3-1）；吐气，同时下压手腕（见图3-2）。注意动作要迅速。重复做5次结束。然后使手腕做左右运动，即从水平状态开始，吐气时向左或右运动，吸气时恢复原状。左右运动重复做5次，再向感到难做的方向（向左或向右）做5次（见图3-3、图3-4）。

④手腕处于水平状态，握拳，从左向右转一圈，然后再反转一圈。重复做5次（见图4-1、图4-2）。

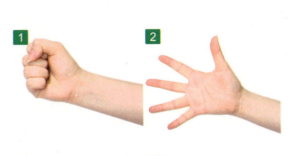

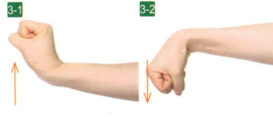

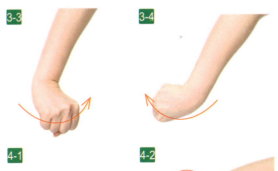

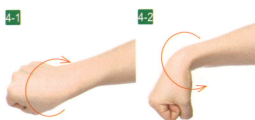

## 配合呼吸的瑜伽手操

**锻炼目的**　这是一种简单的手部瑜伽操，可保持大脑清醒，提高大脑的计算、分析能力。

**做法**

①将双手手指分开、伸直，两手交叉，屏住呼吸，用力将两手握在一起（见图1）。

②同时用交叉在一起的手指的指尖相互用力按压对侧的手背上约3秒钟，然后放松，双手分开，吐气，重复50次（见图2）。

③双手手掌朝下十指交叉，两手掌在一条直线上。然后翻转手腕，使手掌朝上，用力使手腕的前部感到刺激，屏住呼吸3分钟，然后放松，吐气，解除紧张状态（见图3）。

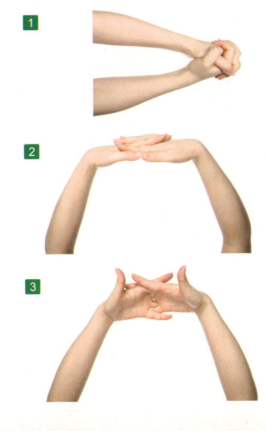

## ▶ 缠指手操

**锻炼目的** 活动五脏六腑气血经络，提高手指的灵敏度。

**做法** ☐☐☐☐

用一条绳缠绕每个手指的第1节，依次缠拇指、食指、中指、无名指、小指（见图1），缠住后依次做手指屈伸运动（见图2），每个手指各20次，有活动五脏六腑、舒通气血经络的作用。

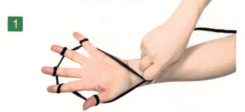

1

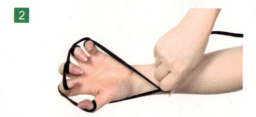

2

## ▶ 旋指操

**锻炼目的** 激活手太阴肺经气，调理气血运行；调节大肠功能，缓解大肠疾病。

**做法** ☐☐☐☐

拇指手指先做左旋转，再做右旋转，也可反方向练习。每个方向各旋转12次（见图1、图2）。

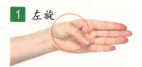

1 左旋　2 右旋

## ▶ 对指练习手操

**锻炼目的** 兴奋大脑皮层，振奋脏腑之气，调养气血。

**做法** ☐☐☐☐

用一只手的拇指与其余四指分别做对指动作，每个手指各做15次。也可两手同时进行练习（见图1、图2、图3、图4）。

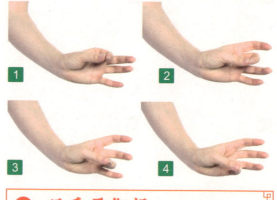

1　2　3　4

## ▶ 双手平衡操

**锻炼目的** 锻炼大脑对手指的控制能力、手指的灵活性及手脑的协调性。

**做法** ☐☐☐☐

①准备一盘豆子，用一双筷子练习夹豆子，可活血通经，预防大脑衰老（见图1）。

②用毛笔悬空练习写字，可活血益气，健脑益智（见图2）。

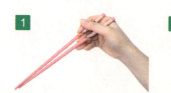 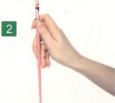

1　2

## ▶ 叉手操

**锻炼目的** 缓解疼痛，同时有利于胃肠气血运行。

**做法** ☐☐☐☐

双手十指交叉，左手拇指压在右手拇指上，扣紧按压，呼吸，换一下交叉方式，以右手拇指压在左手拇指上。呼吸15次，每呼吸1次，换一下双手交叉的方式（见图1、图2）。

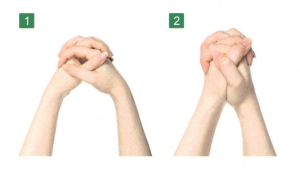

## ▶ 运动手操

**锻炼目的** 松弛肌肉，使血液流通顺畅，并使手臂及全身充满活力。

**做法** ☐☐☐☐

①曲肘并举起两手，掌心向前。两手握拳，然后尽量张开手指，反复做10次（见图1）。

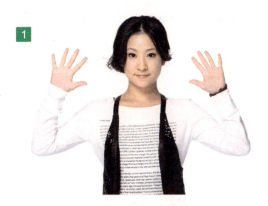

②控制手指的运动。这种运动可双手轮流做，也可用两手同时做。将拇指及食指尖并拢，形成一个圆圈，然后尽量把其他手指张开；拇指与中指尖并拢，形成一个圆圈，并重复上面的动作；拇指与无名指尖并拢，形成一个圆圈，重复上面的动作；拇指与小指尖并拢，形成一个圆圈，重复上面的动作。每只手要至少做5次全套动作（见图2-1、图2-2）。

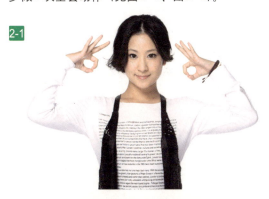

## ▶ 搓手操

**锻炼目的** 可促进发汗、消肿止痛。

**做法** ☐☐☐☐

双手手掌夹住肢体的一定部位，用力做相反方向的来回快速搓揉，即双掌对揉的动作。注意操作时双手要用力对称，搓动要快，移动要慢（见下图）。

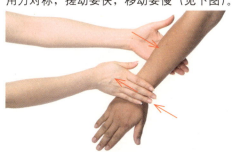

2-2

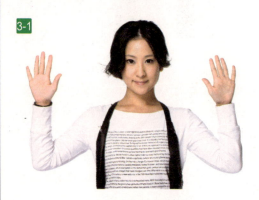

③加强手指的运动，双手可分开进行。竖直一只手的手指，手指并拢；分开拇指和食指，其余各手指仍并拢；使拇指跟食指并拢，然后将拇指跟中指分开，注意同时要保证其他手指并拢；使拇指及食指恢复原来的位置，将无名指与小指并拢，将中指与食指、大拇指并拢，同时将无名指与中指分开；使各手指恢复原来的位置；使拇指、食指、中指及无名指并拢，远离小指（见图3-1、图3-2）。

3-1

3-2

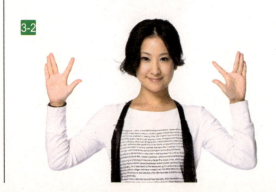

## 浴手操

**锻炼目的** 可安神，祛风湿，发表邪，缓解感冒症状。

**做法**

①浴手掌：两手合掌搓热，左手掌在右手背上摩擦一下；接着右手掌在左手背上摩擦一下，相互共摩擦10次（一左一右为一次）（见图1）。

②浴手背：用一只手手掌摩擦另一只手手背10次，两手交替进行。也可擦至手臂上，反复10次（见图2-1、图2-2）。

1

2-1

2-2

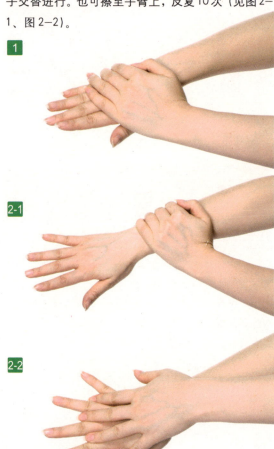

## ◉ 掰手操

**锻炼目的** 强壮筋骨,通经活血,止疼痛,祛风湿。

**做法**

①两人掰手腕,每次3分钟,每天2次,可强壮筋骨、活络气血(见图1)。

②勾拉手指各15次,可活血止痛(见图2)。

③掰手指,可通经络、祛风湿(见图3)。

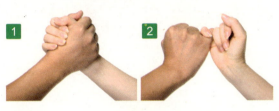

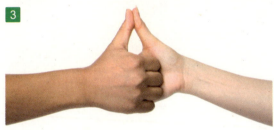

## ◉ 手指屈伸操

**锻炼目的** 缓解各种脏腑不适。

**做法**

①中指反复屈伸30次,可缓解心包经疾病(见图1-1、图1-2)。

②拇指反复屈伸30次,可改善心神不宁(见图2-1、图2-2)。

③小指反复屈伸30次,可改善心脏病和小肠病(见图3-1、图3-2)。

④无名指反复屈伸30次,可有效缓解三焦病症(见图4-1、图4-2)。

⑤食指反复屈伸30次,能改善大肠疾病、便秘、肠炎等(见图5-1、图5-2)。

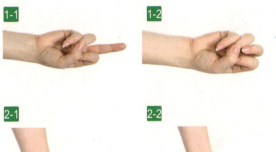

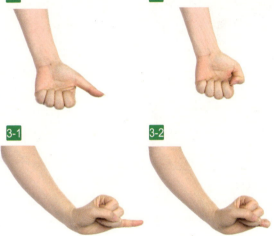

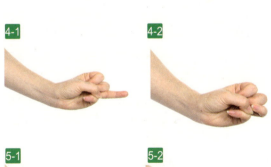

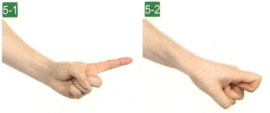

## ▶ 猜拳手操

**锻炼目的** 活络气血，保持头脑清醒，锻炼大脑对手指的支配能力及手指的灵活性。

**做法** □□□□

模仿行酒令的猜拳，每次进行30分钟（见下图）。

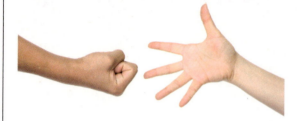

## ▶ 导引手操

**锻炼目的** 可缓解并改善病症。

**做法** □□□□

①一指禅式：做操者的食指伸直，其余四指自然屈曲，拇指屈曲压于中指背侧。运力于食指端，以指端直接接触于病变处，点按穴位加以按摩（见图1）。

②二指禅式：做操者的中食指并拢伸直，其余指自然屈曲。运力于食、中指尖部，以指端直接接触于病变处或穴位，点按穴位加以按摩（见图2）。

③中指独立式：做操者的中指伸直，其余四指自然屈曲。运力于中指指尖部，以指端直接接触于病变处或穴位，点按穴位加以按摩（见图3）。

④龙衔式：做操者的拇指与其余四指伸直对称。运力于各指的尖端，以指端直接接触于病变处或穴位，点按穴位加以按摩（见图4）。

⑤蛇形式：做操者的五指均自然弯曲，指间关节屈曲呈蛇头形式。以各个手指关节按摩穴位（见图5）。

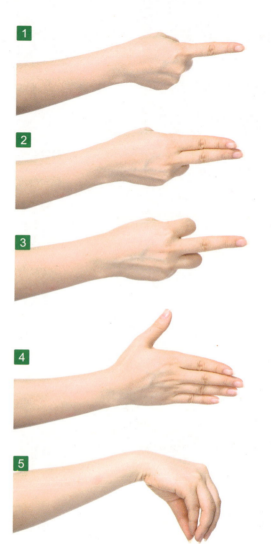

## ▶ 武术手操

**锻炼目的** 强筋壮骨，活络气血，消肿止痛。

**做法** □□□□

①鹰爪：拇指伸直与食指、中指捏在一起，无名指、小指弯曲，指尖接触掌心。此动作可强筋骨、利关节（见下页图1）。

②熊掌：拇指靠拢手掌，第一节指弯曲；其余四指并拢，第一、二节指弯曲，但不能与手掌接触，然后掌背向后拉紧即成熊掌。此动作可止疼痛、祛邪气（见图2）。

③十指相顶：双手掌心相对，左右手指同时用力相顶10次左右。可活动指关节，增进手部功能（见图3）。

④捏虎口：先以右手拇指、食指捏左手虎口，再以左手拇指、食指捏右手虎口，每侧各10次。可增进手部功能，并改善头、面部疾患（见下页图4）。

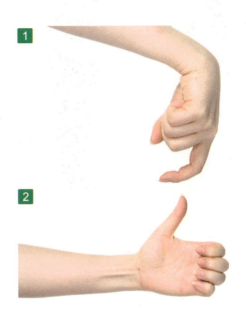

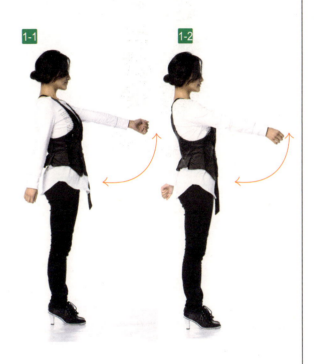

## ▶ 对抗手操

**锻炼目的**　可使大脑张弛有度，使大脑皮层处于持续的兴奋状态，同时对五脏六腑还有良好的协调作用。

**做法**

①甩双手：双臂自然下垂，由前向后甩动30～50次。可放松肩、臂、腕、指关节，通畅气血，增强手臂，对肝、眼也有益（见图1-1、图1-2）。

②空拳捶两臂：左右手握空拳，向对侧上肢从肩到手腕捶打共20～30次。可通经活络，防治关节炎及手臂酸痛（见图2）。

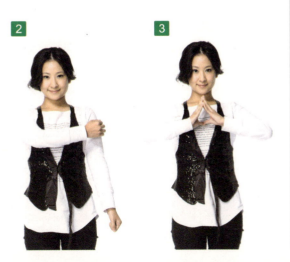

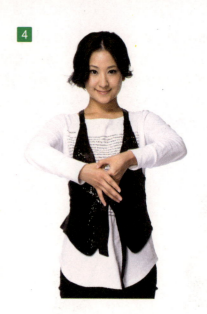

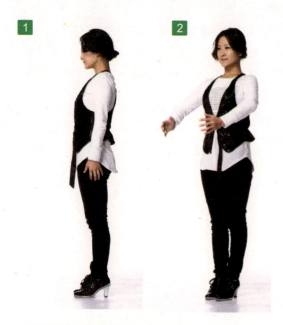

### 🟠 站桩手操

**锻炼目的** 促进气血运行。

**做法**

①鹰前拱式：两手虎口在胸前交叉，右手在上（或左手在上），手心向下，摆在胸前，两肘呈弧形，整体上形成一个椭圆形，同时正常呼吸10分钟。
②垂下式：这个动作只适用于站式。两手自然下垂，双肘和掌指微曲，中指在大腿两侧靠紧裤缝，同时正常呼吸10分钟（见图1）。
③抱丹式：前拱式的双手虎口交叉，顺其自然放大，松松地环抱丹田，手心向里，注意手腕关节不能过于弯曲，成站立抱丹式或平坐抱丹式。平坐时交叉的两手放于小腹之下、大腿之上，两臂成弧形，同时正常呼吸10分钟。
④抱球式：两手在腹前做抱球状，拇指相对，掌心相对，两掌心之间的距离和手与腹部的距离相同，均为约20～25厘米，同时正常呼吸10分钟（见图2）。

### 🟠 女性健身手操

**锻炼目的** 锻炼女性大脑及促进四肢的血液循环，并使大脑在活动中得到充分的休息。

**做法**

锻炼双手的方法很多，如双手合十相互按压、互相拉伸手指、转动手腕、相互揉搓掌心等（见下图）。

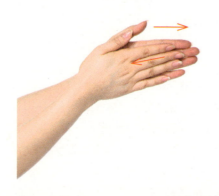

## ▶ 适宜老年人的抗衰老手操

**锻炼目的** 准备2个健身球（无健身球可用其他球状物代替），通过手指的运动使健身球在手中不停转动可刺激手部经脉及多个穴位，从而调节神经。尤其是掌心的劳宫，还能通经活络，消除疲劳。

**做法**

用一只手手掌托转两个球状物，大拇指鱼际部和食指、中指等同时由外向内旋转，使两个球状物在掌中自转，并尽量使其不发生碰撞，逐渐加快旋转的速度（见下图）。

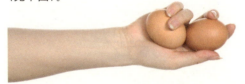

## ▶ 双臂平举屈伸手指手操

**锻炼目的** 治疗各种常见病，调理气血经络。

**做法**

①双臂向左右平举，握拳（见图1-1），食指一屈一伸100次（见图1-2、图1-3）。经常练习，可促进排便，改善结肠炎症状。

②躺在床上，将两臂向左右平举，握拳，使小指一屈一伸100次。经常练习，可控制心悸、改善心脏病。

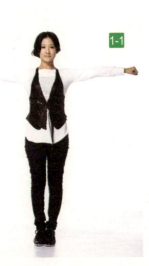

1-1

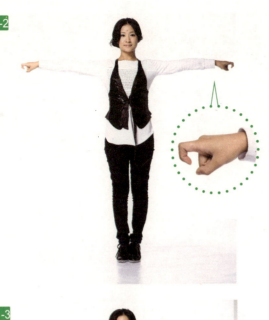

1-2

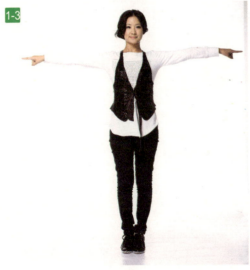

1-3

## ▶ 点按手臂穴位的手操

**锻炼目的** 可缓解心绞痛。

**做法**

全身放松，用左手拇指点按右臂阳池108次，再用右手拇指点按左臂阳池108次，每天早晚各点按一次。

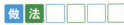

# 儿童健脑手操

现代医学研究显示，手部的动作越是复杂，越能积极地促进大脑的思维功能。家长应重视儿童手指的锻炼，以此来促进儿童的智力发育。因此，想要培养出思路开阔、头脑聪明的孩子，就经常让他来做这些手操吧！

手指的锻炼应从幼儿时期做起，家长应有意识地辅助幼儿增加手部活动。孩子1岁后，要鼓励孩子多做手工，尤其应让孩子做些力所能及的事情，如自己穿衣、吃饭、做简单的家务等，这些无形的锻炼不仅能培养孩子独立生活的能力，还有益于孩子的智力发展。下面的手部游戏有助于锻炼孩子的大脑以及手与大脑、小脑的平衡能力。

## ▶ 数数手操

【适合年龄】 1~3岁

【锻炼目的】 锻炼大脑对手指的支配能力，提高手部动作的熟练程度。

【做法】

教孩子用自己的手指来表现1、2、3、4……。在反复的练习中，儿童的大脑就能得到锻炼（见图1、图2、图3、图4）。

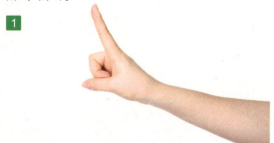
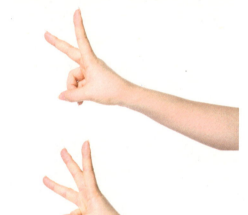
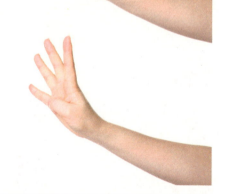

## ▶ 石头、剪刀、布游戏

【适合年龄】 5~6岁

【锻炼目的】 锻炼孩子的灵活性、反应能力以及手指与大脑的协调能力。

**做法**

两个孩子一组进行石头、剪刀、布游戏（见下图）。

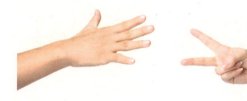

### ▶ 影子玩偶手操

【适合年龄】 4～8岁

**锻炼目的** 培养儿童的形象思维能力，提高大脑对手指的支配能力。

**做法**

将手放在光源与淡色的墙壁或屏幕之间做影子玩偶变化游戏。在光源下，通过手的不同组合，可以变幻出各种各样的影子玩偶。如伸出双手，将两个大拇指互扣，并展开手掌扇动，做鸟飞行的动作；以一手手指平握另一手四指，在灯光下的影子像狗一样。另外，还可以做孔雀、鸭子、蛇等手影游戏。这个手操游戏既能锻炼孩子的大脑灵活性和手脑协调性，又能增强孩子的想象力（见图1、图2、图3、图4）。

**1 狗**

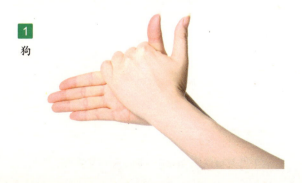

**2 孔雀**

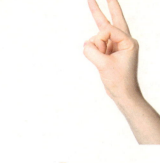

**3 鸭子**

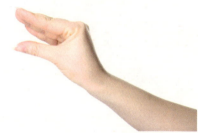

**4 蛇**

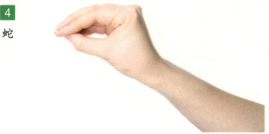

### ▶ 找中指游戏

【适合年龄】 3～10岁

**锻炼目的** 锻炼孩子对手指的准确把握能力，并训练孩子的判断能力。

**做法**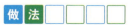

一手包绕另一手的五指，尽量并拢五指，并将中指隐蔽起来，让孩子来找出中指。可将中指放入手掌圈的不同位置，反复多次（见下页图）。

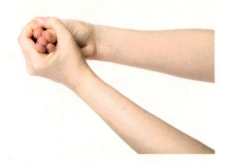

## ▶ 折火柴游戏

【适合年龄】 7~8 岁

【锻炼目的】 锻炼孩子大脑对手指的灵巧支配能力及感觉能力。

【做法】 □□□□

将几根火柴（或其他棍形物）放在中指背侧，用食指和无名指的腹侧去按压它们，进行10次（见图1）。然后将火柴放在食指和无名指的背侧，用中指的腹侧去按压它们，进行10次（见图2）。

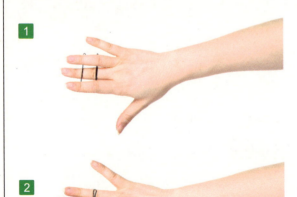

## ▶ 接抛硬币

【适合年龄】 7~10 岁

【锻炼目的】 锻炼手腕的灵活度，刺激手掌的劳宫。

【做法】 □□□□

准备一枚硬币，将硬币放在一只手掌上，然后往上抛，用另一只手的手掌接住落下的硬币，再将硬币往空中抛，然后换手接住。如此反复地交替双手抛、接（见下图）。

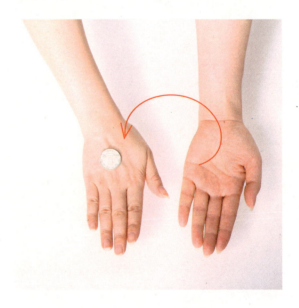

## ▶ "1" 打 "4" 游戏

【适合年龄】 7~10 岁

【锻炼目的】 锻炼孩子的左右脑及左右手的协调能力。

【做法】 □□□□

一手手指做枪状，指向另一手；另一手将拇指内扣，另四指并拢做手形"4",然后,迅速调换两手的手形,即左手打右手,右手打左手,同时嘴里念"1"打"4",进行10次。速度要逐渐加快(见下图)。

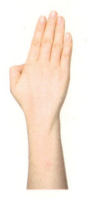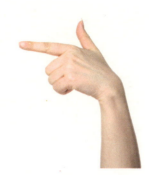

随口令迅速左右手交换手势

## 抽火柴游戏

【适合年龄】 7~10岁

锻炼目的 锻炼手的握持能力,促进经络血液运行。

做法 □□□□

用一只手紧紧抓住几根火柴(或其他棍形物),然后用另一手来抽,抽出的火柴根数越多越好(见下图)。

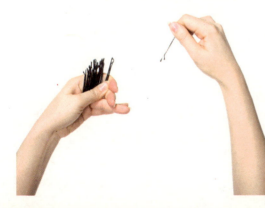

## 平衡感练习手操

【适合年龄】 9~10岁

锻炼目的 锻炼孩子左右脑协调能力以及手指灵活反应能力。

做法 □□□□

两手各握一支笔,左手的笔在纸上画圆圈,右手的笔在纸上画方形,要注意一定同时进行。每天画10遍。速度要慢慢加快(见下图)。

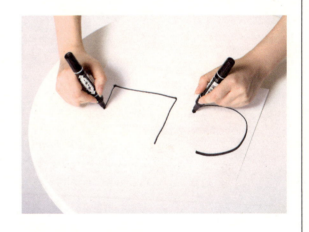

## 橡皮圈手操

【适合年龄】 7~10岁

锻炼目的 锻炼手指动作准确能力及快速反应能力。

做法 □□□□

两个孩子一组,将两条橡皮圈同时套在两个孩子的一只手上,套好后两人开始争夺,看谁先把对方的橡皮圈夺过来。

# Part 3

## 日常保健养生按摩

提神醒脑
促进消化
学生考前保健
减缓压力
安神养心
排除体内毒素
……

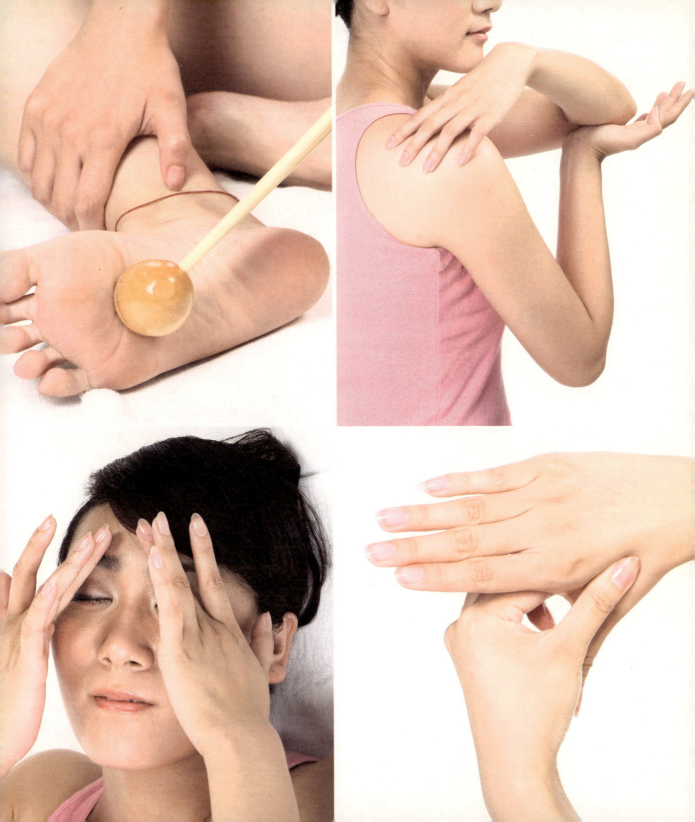

# 提神醒脑

睡眠是人们休息、恢复体能的重要生理活动,但往往在醒来后身体出现萎软乏力的现象,甚至会导致一整天精神不振,影响正常的学习和工作。早晨醒来后适当按摩,可改善这种不振状态,使人精神焕发。

## ▶ 全身按摩

**特效穴位**

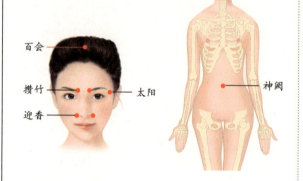

百会　攒竹　太阳　迎香　神阙

**按摩方法**

1. 醒来后,别睁眼,首先舒张手指,一放一握。反复数十次(见图1-1、图1-2)。
2. 双手在面部做上下推擦,从口角,至鼻旁,至前额,至太阳穴,至面颊,返回口角。反复10次。
3. 两手掌摩擦,搓热后将两手掌心置于两眼上,并轻轻按压眼球,反复3次。

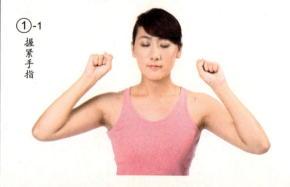

①-1 握紧手指

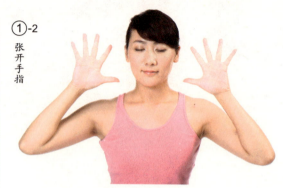

①-2 张开手指

4. 用中指指端点压攒竹、迎香、太阳、下关、颊车,每穴20秒。
5. 牙齿咬紧,用掌心拍击头顶的百会10次(见图2)。
6. 用左手在右侧胸前从上到下擦5次,用右手在左侧胸前从上到下擦5次。
7. 双手相叠,以神阙为中心,以顺时针方向按摩腹部20圈。
8. 擦热两侧腰部。
9. 双手十指微屈,从前发际向后发际做梳理头发的动作。如此反复20次。最后叩齿起床。

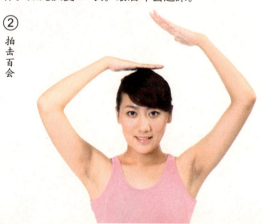

② 拍击百会

## 手足耳按摩

### 特 效 穴 位

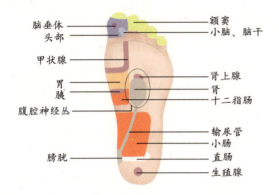

脑垂体、头部、甲状腺、胃、胰、腹腔神经丛、膀胱、额窦、小脑、脑干、肾上腺、肾、十二指肠、输尿管、小肠、直肠、生殖腺

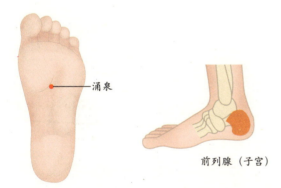

涌泉　前列腺（子宫）

### 按 摩 方 法

1.单食指扣拳法按揉肾、膀胱、肾上腺等反射区各50次；单食指扣拳法推压头部（见图3）、腹腔神经丛（见图4）、输尿管、甲状腺、胃、胰、十二指肠、大肠、小肠（见图5）、直肠、额窦等反射区各50次；握足扣指法按揉脑垂体、生殖腺（足底）等反射区各50次。作全足的足健按摩也有很好的提神醒脑作用，可在其基础上加重刺激以上反射区。

2.用手掌小鱼际擦热足底涌泉等。

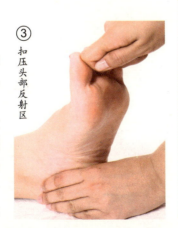

③ 扣压头部反射区

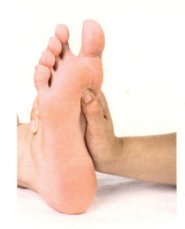

④ 按压腹腔神经丛反射区

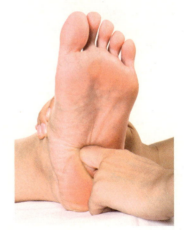

⑤ 扣压小肠反射区

### 贴 心 小 叮 咛

**苦味食物益处多**

苦味食物中含有氨基酸、维生素、生物碱、苷类、微量元素等，具有三重保健功效：一是苦味食品能够防癌抗癌；二是苦味食品可促进胃酸的分泌，增加胃酸浓度，从而增加食欲；三是苦味食品能提神醒脑。

# 促进消化

消化不良者大多是停聚中焦,积而不化,气滞不行,从而较易形成胃肠疾病。小儿则多是以不思乳食、脘腹胀满、食谷不化、呕吐、大便酸臭或便秘为特征。中医认为,脾胃是后天之本,是气血生化之源。但如果饮食过量,或者吃了难以消化的食物,就会增加胃的负担,影响胃正常的消化功能。因此,饭后适当做促进消化的按摩有助于身体健康。

## ▶ 全身按摩

**特效穴位**

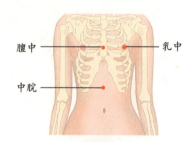
膻中　乳中　中脘

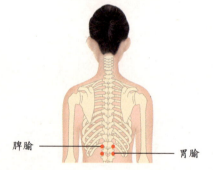
脾俞　胃俞

**按摩方法**

此按摩宜于在饭后40分钟后进行。

1. 用拇指贴于胸前,其余四指贴于腋下,用力提拿胸部肌肉,提拿一下,放松一下,同时由内向外移动,另一侧做同样按摩,重复3次(见图1)。
2. 用双手拇指从膻中向两侧乳中分推,并沿肋间继续向外平推至胸侧,然后向下移一个肋间隙,再从胸中线开始至肋间向外分推至胸侧,循序而下。
3. 从腹中线向两侧分推,由上腹部向下腹部依次分推,反复3次。
4. 用双手拿捏腹部。从一侧腹部向对侧进行,上、下腹各拿捏1次。拿捏时,用双手拿起一块腹部肌肉(皮肤、皮下组织及肌肉),轻轻提起稍停片刻,松开前移,再拿捏起一块肌肉,放松再做,重复3次(见图2-1、下页图2-2)。
5. 用手掌按摩腹部。先从腹中央开始,以顺时针环转摩腹,并由内逐渐向外环转,做30~50次;再以逆时针方向由外向内环转30~50次。
6. 顺时针揉摩中脘300次。
7. 点揉脾俞、胃俞各100次。

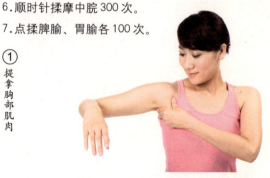

① 提拿胸部肌肉

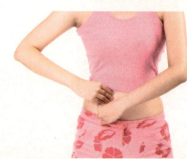

②-1 拿捏右腹部

②-2 拿捏左腹部

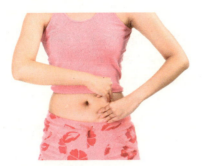

## 手足耳按摩

**特效穴位**

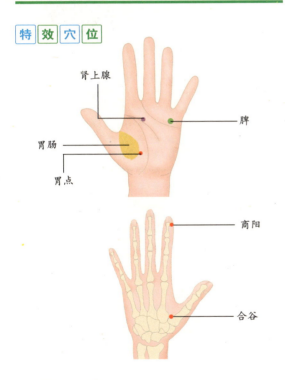

肾上腺　脾　胃肠　胃点　商阳　合谷

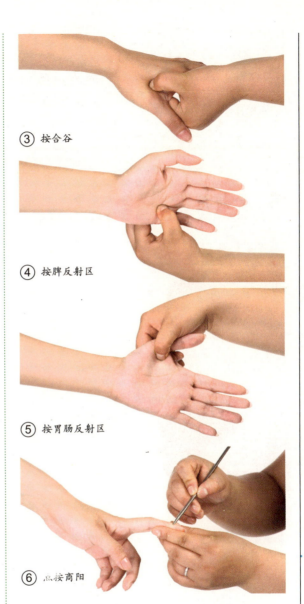

③ 按合谷

④ 按脾反射区

⑤ 按胃肠反射区

⑥ 点按商阳

**按摩方法**

按摩手部的脾（见图4）、肾上腺、胃肠（见图5）等反射区，或按合谷、商阳（见图6），对治疗胃肠疾病有显著效果。按揉胃肠反射区有助于刺激肠胃的蠕动，帮助消化，也能起到治疗的作用。注意胃肠消化不好则按摩的时间应稍长才有较好的效果。对小儿进行按摩用力要轻柔。

## 贴心小叮咛

**食物促进消化**

　　消化不良时，我们常服用促消化的酶类药物，其实食物中也可获得能促进消化的酶，如萝卜、莴笋、豌豆、南瓜、豆芽菜中含有淀粉酶，菠萝、木瓜中含有蛋白酶；畜、禽、鱼等肉类中含脂肪酶。但切记，因酶怕高温，所以能生吃的水果、蔬菜尽量生吃。

# 学生考前保健

目前社会上，学生和家长最关心的问题就是孩子的升学，都以上学深造为最好的求知途径。这样，学生就会面临各种考试。在这么多艰苦的考试中，如何才能保证考生在考场上发挥出最好的水平是最为重要的。适当地进行保健按摩有助于缓解疲劳、减轻压力、提神醒脑。

## ▶ 全身按摩

**特效穴位**

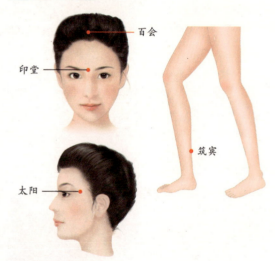

**按摩方法**

● 睡前安神按摩

1. 冷水洗面，温水泡脚之后马上上床睡觉。
2. 双手摩擦至热，然后用手掌摩眼、面、耳、颈部至热，最后按提鼻梁10次，梳头百余次，之后马上休息。
3. 可用手指按压筑宾3分钟，对考生相当有益。

● 晨起醒脑按摩

与睡前安神按摩方法相同。

● 考前提神按摩

1. 用手指腹点压百会20下，点压时吸气，还原时呼气，以能耐受为宜。然后再用手指腹叩击百会20下（见图1）。
2. 双手拇指指腹分别置于两侧太阳处，轻轻揉按20下。
3. 用一手拇指和食指指腹相对按压印堂。

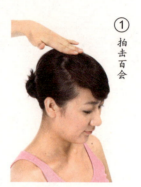

① 拍击百会

## ▶ 手足耳按摩

**特效穴位**

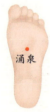

**按摩方法**

● 提高注意力

考试前，令考生俯卧，家长踩踏其脚底涌泉30～40次（见图2）。

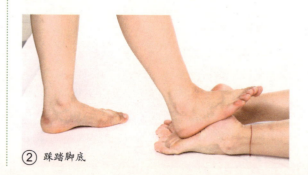

② 踩踏脚底

# 电脑综合征

长时间地坐在电脑前，由于电脑显示器是高亮度、有闪烁、带辐射的，长时间注视，易导致临时性近视，同时由于眨眼次数减少引发视觉疲劳，眼睛干涩、发红。另外，还会产生头晕、颈椎僵硬、腰背肌群疲劳、神经衰弱、机体免疫力下降等症状。电脑综合征对身心带来的伤害是累积性的，对其进行有效预防也应从生活点滴做起，才能避免引发更加严重的疾病。

## ▶ 全身按摩

**特 效 穴 位**

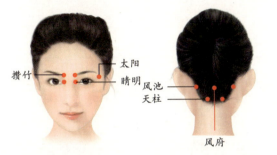

攒竹、太阳、睛明、风池、天柱、风府

**按 摩 方 法**

● 颈椎僵硬按摩法

1. **自身转颈法**：取坐位或立位，身体正直，头颈先向右上方尽力转动，双眼向右上方看；再向左上方尽力转动，双眼向左上方看。左右交替进行10次，转动颈部时要求动作缓慢。

2. **颈部穴位指压法**：姿势同上，按摩者右手置于前额固定头部，用左手拇指按压风池（见图1）、风府、天柱，至局部有轻微酸胀感为宜。

3. **颈部整理按摩法**：姿势同上，按摩者左手置于被按摩者前额固定头部，用右手手掌从头后部发根处至颈根部做手掌按摩，重复5次。再用手轻叩颈部。

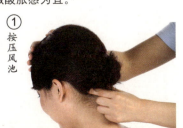

①按压风池

● 眼睛疲劳按摩法

1. **眼部穴位揉压法**：自己揉压睛明（见图2）、攒竹（见图3）、太阳。

2. **预防眼睛疲劳的眼部体操**：注视前方，眼球上下转动；眼球左右移动；眼球左右斜动；眼球上下左右转动。以上动作，左右各自重复5～8次。

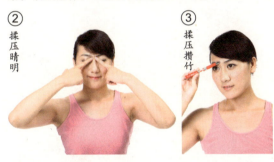

② 揉压睛明　③ 揉压攒竹

## ▶ 手足耳按摩

**特 效 穴 位**

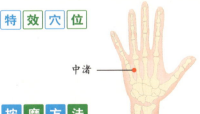

中渚

**按 摩 方 法**

拇指放在中渚上，其余手指包住手掌，用力按压3秒，呼气的同时休息3秒。交换另一手做同样的按摩。

# 益智醒脑

儿童因先天不足而出现智力发育迟缓，学习成绩平平；老年人因肾气渐衰，髓海不足而出现思维能力下降、记忆力减退、反应迟钝等现象。益智醒脑按摩能促进儿童智力发育，延缓中老年人脑力衰退。

## ▶ 全身按摩

**特效穴位**

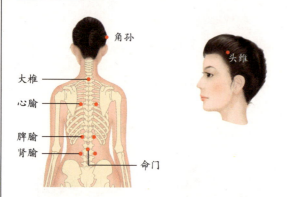
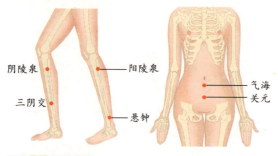

**按摩方法**

1. 俯卧位，拇指按于被按摩者三阴交，食指按于悬钟，同时按揉1分钟。
2. 取俯卧位，按摩者用中指指腹点揉心腧、肾腧、脾腧及大椎各1分钟。
3. 取坐位，按摩者用中指指腹点揉两侧头维、角孙各1分钟。
4. 取坐位，用中指点揉气海、命门、关元各30次。

## ▶ 手足耳按摩

**特效穴位**

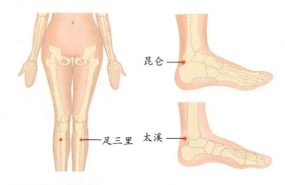

**按摩方法**

1. 用手指按压距离各趾甲生出来的地方中央大约2厘米处的甲床，有很好的效果。
2. 用拇指按住太溪，食指按住昆仑，揉按2分钟，重复3次。
3. 取坐位，本人双手掌心相对，十指松散，然后以相对应的手指指腹相互触按，反复30次（见右图）。
4. 取坐位，本人双手手掌相对用力摩擦，由慢至快，搓热为止；然后一手手背贴着另一手手背相互用力摩擦，由慢至快，搓热为止。

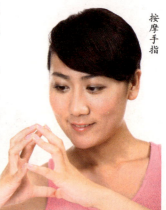

按摩手指

# 缓解疲劳

生活中的一些不良习惯，或保持某种姿势时间过长，或运动过度，都会使身体肌肉酸痛、僵硬、疲劳无力。另外，紧张的工作也使人处于持续疲劳的状态。通过按摩能舒缓压力，使肌肉放松。

## ▶ 全身按摩

**特 效 穴 位**

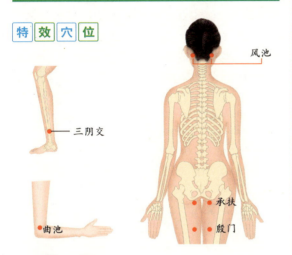

**按 摩 方 法**

● 肩部疲劳按摩

**肩部把握揉捏法**：被按摩者取坐位，按摩者站在被按摩者身后，用双手手指同时在其左右侧肩部肌肉上揉捏，从内侧向外侧反复进行。

● 腰部疲劳按摩

**腰部拇指按揉法**：被按摩者取俯卧位，按摩者站在被按摩者体侧，用拇指按揉腰部至臀部肌肉。

● 四肢疲劳按摩

1.**四肢揉捏法**：被按摩者按需要取坐位或侧卧位或俯卧位，按摩者位于被按摩者体侧，对四肢的肌肉（包括上臂肱二头肌、肱三头肌、前臂肌群、大腿四头肌、大腿后侧肌群、内侧肌群和外侧肌群）进行揉捏法（见图1-1、图1-2）。

2.**四肢指压按摩法**：被按摩者姿势同上，按摩者右手拇指按压承扶、殷门、足三里、三阴交，每穴按摩30秒。

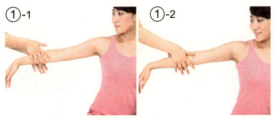

从腕处向上揉捏前臂肌群

● 全身疲劳按摩

两手拇指放在风池上，其余手指向上轻轻地抱住头部。用力按压5秒，以略感疼痛的力度为佳。

## ▶ 手足耳按摩

**特 效 穴 位**

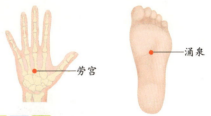

**按 摩 方 法**

1.一手张开，用另一只手的拇指用力按压劳宫3~5秒，力度控制在微感疼痛即可。左右手反复按压，重复4~5次。

2.用拇指用力按压脚掌上的涌泉。两脚轮流按摩。每次4秒，重复4~5次。

# 减缓压力

现代社会竞争越来越激烈,人们承受着来自各方面的压力:升学、就业、工作、生活等。久而久之,这些压力将影响到人们的健康。按摩能够调整情绪,适当放松紧张的神经,有益于健康。

## ▶ 全身按摩

**特效穴位**

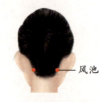风池 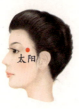太阳 百会

**按摩方法**

1. **浴面**:先将两手搓热,用两手的食、中、无名、小指四指或手掌左右擦动面颊部,由上而下30次。
2. **按揉颈项**:用两手的中指按压风池,持续20秒,然后以顺时针方向揉穴位20次,再从风池向下延颈椎擦至肩部,重复30次。
3. **梳发与摩顶**:先用双手的食、中、无名、小指四指指端,从前额向后梳理,做10次;然后用梳子从耳前两鬓向头顶正中做梳理动作,做10次;再用其中一手手掌心轻摩头顶部,做10次。所有动作重复2次(见下图)。

梳发

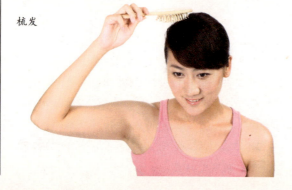

4. **按揉太阳**:以两手食指按在两侧太阳上,以顺时针方向揉30圈。
5. **按揉百会**:用其中一手的中指按揉百会,持续20秒,再从顺时针方向揉20圈,重复1次。
6. **点击头顶**:用双手的食、中、无名、小指四指的指端,有节奏地轻轻叩击头顶部,做30次。

## ▶ 手足耳按摩

**特效穴位**

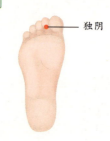独阴

**按摩方法**

用手指按压脚趾内侧根部横纹正中央的独阴,会非常有效。

## 贴|心|小|叮|咛

**防范慢性疲劳综合征**

慢性疲劳综合征是由体力、情绪、环境三方面原因共同作用造成的,在日常生活中就要进行全面的防范。首先,要改变生活方式,强化三餐营养,并坚持适度的体育锻炼。其次,要学会劳逸结合,主动休息。最后,还要时刻保持心情舒畅,始终保持积极、乐观、向上的人生观。

# 安神养心

中医认为，心藏神，主血脉。心藏神的意思是心主精神、意识、思维活动，精神、意识、思维虽是大脑对外界事物的反映，但以心为主宰；心主血脉意思是心脏有节律地搏动，使血液在血管中运行不息，周流全身，如环无端。

## ▶ 全身按摩

**特效穴位**

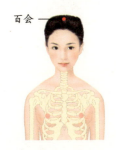
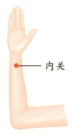

**按摩方法**

1. 用左手拿按摩器具在右侧前胸从上到下按摩5次，右手在左侧前胸做同样的操作。然后用拇指从胸骨柄上端向下直推到心口窝处，反复推摩10次（见下图）。
2. 用拇指和食指用力按捏对侧中指指尖20次，左右交替。
3. 用右手拇指置于左侧胸大肌外侧，其余四指置于腋窝内，提捏20次，左手在右侧腋窝做同样操作。
4. 用右手拇指置于左侧腋窝下，其余四指置于上臂内上侧，施拿捏和按揉手法，从上向下操作至神门处，反复10次，左手在右臂做同样的操作。
5. 揉按百会1分钟。

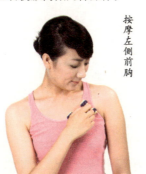

按摩左侧前胸

## ▶ 手足耳按摩

**特效穴位**

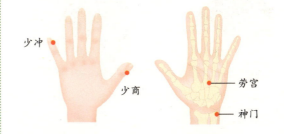
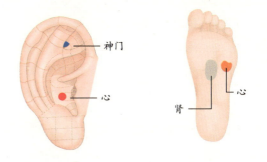

**按摩方法**

1. 分别用拇指按揉手部少商、少冲、劳宫三个穴位，力度适中，每个穴位连续按揉1分钟以上。
2. 自己可以对着镜子操作，一手取按摩棒依次对准耳部的心、皮质下等反射区，每穴按摩1~2分钟。
3. 以手掌擦摩足底的心、肾等反射区，用力均匀，力度适中，反复按摩揉擦，直至手掌或足底发热为最佳，睡前按摩效果更好。

# 夜晚催眠

各种原因导致的睡眠障碍，时间长了就会造成神经衰弱和生理功能的失调。睡前的一些按摩可使紧张和亢奋的神经得到松弛，促进入睡，保证睡眠质量。

## ▶ 全身按摩

**特效穴位**

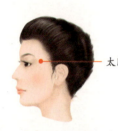  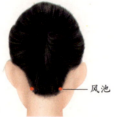

太阳　风池

**按摩方法**

1. **抹前额**：双手食指屈曲，以食指第二节桡侧面紧贴印堂穴上方，由内侧向外侧抹前额40次。
2. **推颞部**：双手拇指指腹紧按两侧鬓发处，由前向后往返用力推抹40次。
3. **揉风池**：双手拇指指腹紧按风池，用力做旋转按揉1分钟，随后按揉整个枕部，以有酸胀感为宜。
4. **振双耳**：双手掌心紧按两耳，然后快速有节律地按压40次（见图1-1、图1-2）。
5. **击头顶**：取坐位，两眼前视，牙齿紧咬，以一手掌心在囟门处做有节律的拍击动作10次。

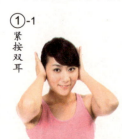
①-1 紧按双耳

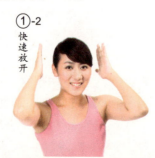
①-2 快速放开

6. 闭目，两手中指分别横置于两眼球的上缘，无名指置于眼球下缘，然后自内向外轻揉至眼角处，往返20次（见图2）。
7. **点按穴位**：用拇指点按太阳1分钟。
8. 身体平躺，两手置于身体两旁，全身放松，深呼吸，反复进行10次，能够更好地保证睡眠质量。

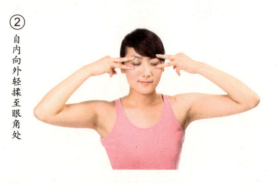
② 自内向外轻揉至眼角处

## ▶ 手足耳按摩

**特效穴位**

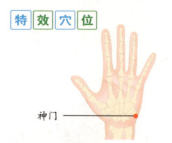 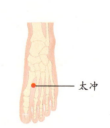

神门　太冲

**按摩方法**

1. 用拇指点按位于手部的神门1分钟。
2. 拇指指尖置于太冲上，其余手指握住脚。呼气的同时以略感疼痛的力度按压3秒，吸气的同时放开手指。两只脚轮流做。每次3秒，重复10次。

# 增强食欲

食欲不振甚至不思茶饭，时间长了会导致精神疲惫、体重减轻、抗病力弱，可以看作常见病之一。食欲不振可按病因治疗，宜健脾和胃，消食和中。按摩也能起到很好的治疗效果。

## ▶ 全身按摩

**特效穴位**

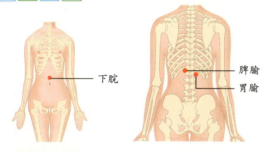

下脘　脾俞　胃俞

**按摩方法**

1. 两手拇指下压相叠于下脘，以略感疼痛的力度用力按压5秒，休息3秒。
2. 双手手掌放在背后胃俞上，用较大的强度用力按压1分钟。
3. 两手拇指置于脾俞，上下揉摩并按压4秒，保持这个姿势，呼气的同时上身后倾。

## ▶ 手足耳按摩

**特效穴位**

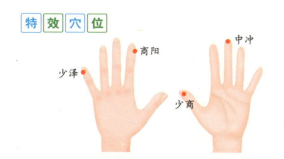

少泽　商阳　中冲　少商

**按摩方法**

按摩手部大肠、胸腹、胃肠等反射区（见图1）和中泉（见图2），可增强食欲。脾胃虚弱型可按摩胃肠反射区和胃点，对脾肠反射区进行轻柔的按摩可以促进消化器官的蠕动。除按摩胃肠反射区外，甲状腺、胸腹等反射区也应施行轻柔的按摩，并按压牵引手指尖部的中冲、商阳、少商（见图3）、少泽，也可用曲别针的头部实施刺激。

① 推胃肠反射区

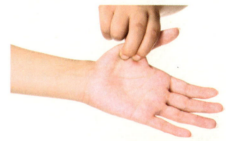

② 掐中泉

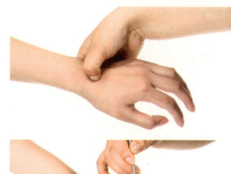

③ 点按少商

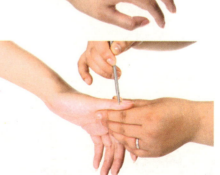

# 防治打嗝

打嗝的医学名称叫呃逆,是人们在日常生活中经常遇到的一种现象(症状),即在不由自主的急促吸气后,声门突然关闭,以至于发出一种特有的声音,这种声音连续出现,就是呃逆。

## ▶ 全身按摩

**特效穴位**

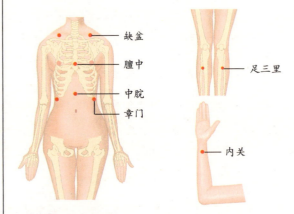

## ▶ 手足耳按摩

5. 中指点压缺盆30秒。
6. 按摩内关1分钟。

**特效穴位**

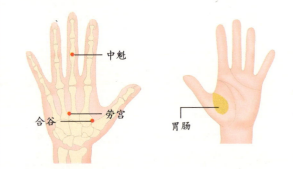

**按摩方法**

1. 用拇指指端按压眼眶壁上缘内侧凹陷处的止呃点,直至患者感到酸胀(见图1)。
2. 用拇指指端按压膻中2分钟(见图2)。
3. 双手拇食指相对,提拿章门。
4. 双手平展或握拳以手背自上而下搓背部,产生热感透达背部深层为好。

① 按压止呃点    ② 按压膻中

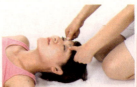 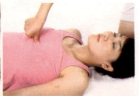

**按摩方法**

按摩手部的胃肠反射区(见图3)及劳宫、中魁(见图4)、合谷等对打嗝有显著疗效。为了使全身肌肉暂时紧张,抑制植物神经兴奋,止住横膈膜痉挛,必须要有较强的刺激。调整呼吸,吸气时用力按压胃肠反射区。

③ 掐胃肠反射区    ④ 按中魁

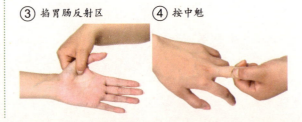

# 缓解烧心症状

烧心是一种位于上腹部或下胸部的烧灼样的疼痛感，同时伴有反酸的症状。对于多数人来说，最常见的原因是由于进食过快或过多，还有一些人在进食某些特定的食物后，如酒、辣椒等就会发生烧心现象，这些食物可以使食管下段括约肌松弛或胃酸分泌增多，以上这两种原因都能引起烧心。

## ▶ 全身按摩

**特效穴位**

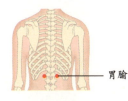
胃腧

中脘

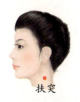
扶突

足三里

内关

**按摩方法**

1. 取坐位，两手除拇指外的四指叠放到中脘上，上身前屈按压穴位。呼气时默念"1、2、3"，上身前屈，用力按压穴位；吸气时默念"4、5、6"，减轻压力，恢复原位。做5～6次。
2. 坐在椅子上。双手握拳，用拳头突起的关节按胃腧，吸气时上身向后靠，用力按压穴位；呼气时减轻压力，上身复位。此时的诀窍是，肘部向外张，拳头沿着脊柱两侧向上推。做5～6次。
3. 盘腿坐下，立起一侧膝盖。用拇指和其他手指抓住小腿上部，用拇指指腹按揉足三里。呼气时默念"1、2、3"，用力按揉；吸气时默念"4、5、6"，减轻压力。做5～6次。另一侧也按相同方法进行。

## ▶ 手足耳按摩

**特效穴位**

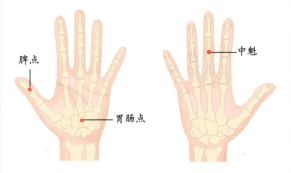
脾点、胃肠点、中魁

**按摩方法**

按摩中魁（见图1）、胃肠反射区（见图2）和内关（见图3），对缓解烧心效果显著。

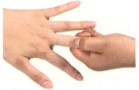
① 按中魁

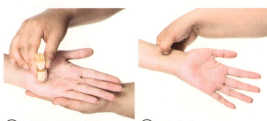
② 刺激胃肠反射区　③ 按内关

# 提高呼吸质量

由于大气污染、病毒和细菌的重复感染,很多人容易形成支气管的慢性非特异性炎症。当出现气温骤降、呼吸道小血管痉挛缺血、防御功能下降等情况时,很容易引起支气管炎和其他疾病。可以通过一些日常按摩来强健呼吸系统,提高呼吸质量。

## ▶ 全身按摩

**特效穴位**

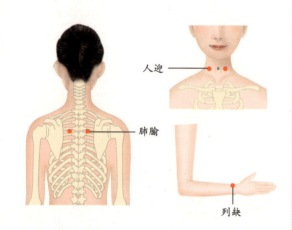

人迎　肺腧　列缺

**按摩方法**

1. 取坐姿,中指和食指并拢按同侧人迎,以穴位为中心用指腹从上向下平推。两侧同时做。做5~6次。
2. 坐椅子上,用中指按压对侧肺腧,另一只手掌支撑并上托肘部。呼气时默念"1、2、3",上托肘部,用力按压穴位;吸气时默念"4、5、6",放松,肘部复位。做5~6次。
3. 用拇指指尖按压列缺1分钟(见图1)。

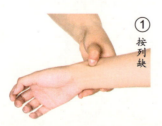

①按列缺

## ▶ 手足耳按摩

**特效穴位**

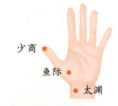
少商　鱼际　太渊

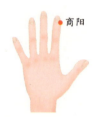
商阳

**按摩方法**

1. 按揉手部的太渊、鱼际等穴位1分钟。
2. 掐少商、商阳两穴1分钟。
3. 揉掐喘点、肺点各1分钟(见图2)。
4. 咳嗽不止可刺激手上的定喘点,咽痛加按合谷,胸痛加按内关。对鱼际采用掐法刺激也有一定疗效。

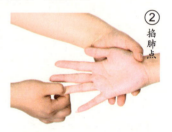

②掐肺点

## 贴心小叮咛

**支气管炎的预防**

支气管炎应主要做好预防,增强身体的抵抗力。如经常用冷水洗脸,寒冷季节在室外定时散步,就会增强抗体。患了支气管炎的人,可以通过以下几种方法来调理治疗:一是加强体育锻炼,进行耐寒训练,二是保持空气流通,室内空气新鲜,三是加强劳动,减少接触有毒物质,四是通过药物治疗。

# 改善呼吸状况

由于过敏原或其他非过敏因素而引起的支气管反应性过度增高的疾病,临床常表现为发作性带有哮鸣音的呼吸困难,可持续数分钟至数小时,能自行或经治疗后缓解。中医学认为痰宿内伏于肺,遇外邪、饮食、情志、劳倦等诱因触动肺中伏痰而发病。

## ▶ 全身按摩

**特效穴位**

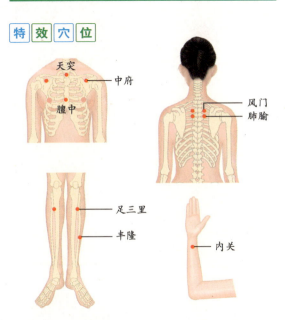

天突　中府　膻中　风门　肺俞　足三里　丰隆　内关

**按摩方法**

1. 用四指指腹从天突推至膻中数十次,手掌搓摩胁肋数十次,从天突至剑突横擦胸部数十次,均以透热为度,并按揉或用一指禅推法在天突、膻中、中府各操作2~3分钟。
2. 单手掌自风门沿膀胱经推向腰骶部数遍,用力均匀,推动平缓,并按揉风门、身柱、肺俞各数十次。
3. 坐位或卧位,一手扶住手腕,另一手拇指按揉双侧内关、丰隆各1~2分钟。
4. 用拇指按揉足三里数十次。

## ▶ 手足耳按摩

**特效穴位**

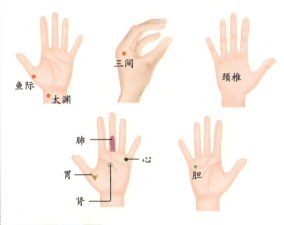

鱼际　太渊　三间　颈椎　肺　心　胃　胆　肾

**按摩方法**

1. 推按手部的太渊(见图1)、合谷、三间等穴位各1分钟。
2. 推按手部的颈椎、肝(见图2)、胆、胃等反射区各1分钟。
3. 按揉手部的心、肺、肾等反射区1分钟(见图3)。

① 按太渊

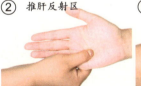

② 推肝反射区　③ 掐肾点

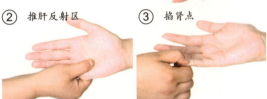

# 驱除肺内垃圾

中医认为，肺主气，司呼吸。因肺叶娇嫩，易被邪侵，而我们并非生活在真空环境中，空气中时刻都有极小的细菌在飞扬，身体抵抗力差的人群就必然会因此而感染细菌性疾病。通过按摩可使肺部的功能增强并改善患者的症状，提高免疫力差人群的抗病能力，有助于祛病健身。

## ▶ 全身按摩

**特效穴位**

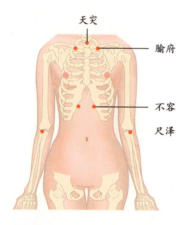

**按摩方法**

1. 取坐姿，用一只手的食指或中指按对侧的腧府，竖起手指按揉穴位。呼气时默念"1、2、3"，用力按压穴位；吸气时默念"4、5、6"，放松。反复做5~6次。另一侧也按相同方法进行。

2. 坐在椅子上，两手除拇指以外的四指分别按同侧的不容，做小范围环形按揉。呼气时默念"1、2、3"，用力按压穴位；吸气时默念"4、5、6"，放松。做5~6次。

3. 坐椅子上，将一侧手臂伸开，用另一只手除拇指以外的四指按压尺泽，以穴位为中心从手腕向肘的方向平推。做5~6次。另一侧也按相同方法进行。

## ▶ 手足耳按摩

**特效穴位**

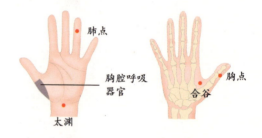

**按摩方法**

点按胸腔呼吸器官区（见图1）、胸点（见图2）、肺点（见图3）、太渊（见图4）各1分钟。

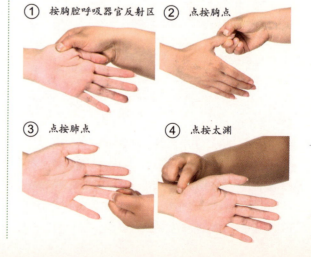

① 按胸腔呼吸器官反射区　② 点按胸点
③ 点按肺点　④ 点按太渊

# 舒缓心脏紧张

心绞痛的典型部位是胸骨的上中段，胸骨后偏左偏心脏的部位发生呈压榨性、憋闷性或窒息性疼痛。疼痛常放射到左肩、左肩前内侧到无名指、小指，有时放射至咽喉、颈部、下颌、牙齿、左肩胛甚至上腹部。按摩可消除患者紧张心理和急躁情绪，使之气血平和、心绪平静，还可改善相应脏器的微循环。

## ▶ 全身按摩

**特效穴位**

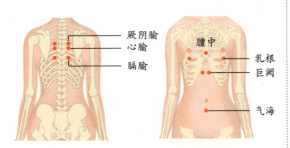

厥阴俞　心俞　膈俞　膻中　乳根　巨阙　气海

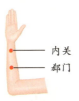

内关　郄门

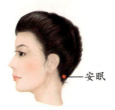

安眠

**按摩方法**

1. 用手掌平推前胸部及分推胁肋部，以温热为度，然后在心前区做快速揉搓按摩5～10分钟，再以手指指腹点按膻中、巨阙、乳根等穴各2～3分钟，手法须轻柔缓和，频率一致。
2. 用手掌平推背部脊柱两侧各10次，然后按揉厥阴俞、心俞、膈俞共6～8分钟，以左侧为重点。
3. 气短胸闷者，加点按气海、郄门各约2分钟；失眠多梦者，加按揉百会、安眠各2分钟。

## ▶ 手足耳按摩

**特效穴位**

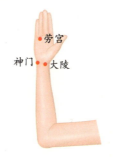

劳宫　神门　大陵

**按摩方法**

按摩虎口、神门（见右图）、大陵、劳宫、心点、胸点、急救点，对心脏疾病疗效显著。神门为手少阴心经的首穴，虎口的内外侧是心脏治疗区，应重点按摩。

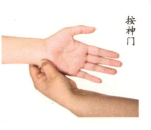

按神门

### 贴心小叮咛

**心绞痛患者需注意**

　　有心绞痛症状的人一定要预备硝酸甘油，并随身携带，平时要注意饮食，食用低脂肪、低胆固醇、低钠食品，多吃水果、蔬菜、豆制品和瘦肉，避免吃动物脂肪。要有效地控制血压，降低血脂。

# 预防心力衰竭

心力衰竭是指心脏在心肌病变或长期负荷过重等原因下，不能通过各种代谢将静脉回心血量充分排出，以维持足够的心排血量而出现静脉血流受阻，内脏器官淤血，动脉系统灌注不足，不能适应全身的代谢需求，从而引发一些全身症状的一种病理状态。心力衰竭的诱发因素常见的是因呼吸道感染、体力劳动和情绪激动使心率加快，心脏负担加重，并因此诱发心衰。

## ▶ 全身按摩

### 特效穴位

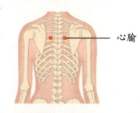
心腧

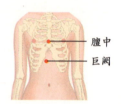
膻中
巨阙

### 按摩方法

1. 坐在椅子上，两手中指叠放于巨阙上。呼气时默念"1、2、3"，用力按揉穴位；吸气时默念"4、5、6"，减压。反复做5~6次。
2. 取坐姿。两手中指叠放在膻中上，挺胸的同时按压穴位。吸气时默念"1、2、3"，挺胸，用力按压穴位；呼气时默念"4、5、6"，减轻压力，上身回复原位。做5~6次。

## ▶ 手足耳按摩

### 特效穴位

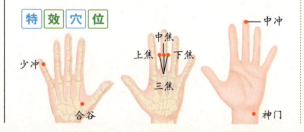
少冲　中冲　上焦　中焦　下焦　三焦　合谷　神门

### 按摩方法

内关、中泉（见图1）、心悸点、合谷（见图2）、心包区（见图3）、急救点、心点、三焦、神门、中冲、少冲是治疗心力衰竭的有效穴位，可以采用指压或其他方法施以较强的刺激。

① 按中泉

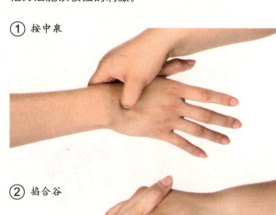

② 掐合谷

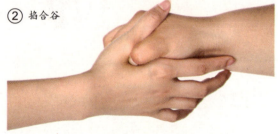

③ 按心包反射区

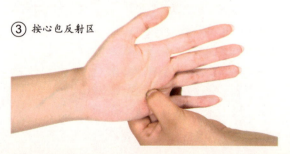

# 提高心脏搏动质量

正常人在安静状态下的心跳是每分钟60~100次，当心跳超出这个范围时就属于心律失常。中医学认为心律失常多由于气血虚弱、突受惊恐、心失所主、心气不宁所致，属于中医"胸痛"的范围。按摩改善四肢末端的血液循环状态，加强心脏功能，减少或防止心绞痛、心肌梗死的发生。

## ▶ 全身按摩

**特效穴位**

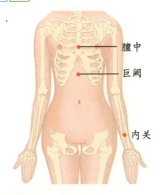

膻中、巨阙、内关

**按摩方法**

1. 以大拇指指腹向下按压膻中，约1~4分钟。
2. 大拇指指尖按压巨阙，可一并按摩穴位四周的肌肉，约1~3分钟。
3. 用对侧拇指指腹按压内关1分钟（见图1）。

① 按内关

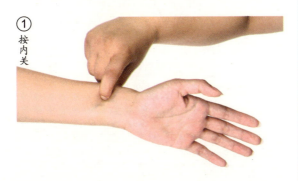

## ▶ 手足耳按摩

**特效穴位**

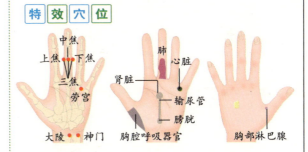

中焦、上焦、下焦、三焦、劳宫、大陵、神门、肺、心脏、肾脏、输尿管、膀胱、胸腔呼吸器官、胸部淋巴腺

**按摩方法**

1. 神门、大陵、劳宫等穴点按或掐1分钟。
2. 心点、三焦点点按1分钟。
3. 肺点点按1分钟。
4. 按揉或推按肾脏、输尿管、膀胱、肺、胸部淋巴腺、胸腔呼吸器官、胸椎等反射区各50~100次。心慌者而无明显心脏病迹象，只需重点按揉心点即可。心脏病人如自己做手部按摩，不要选穴过多。坚持隔天1次即可。
5. 按摩心点以及大陵、太渊、少冲、中冲等穴均有效。心悸、呼吸困难可以用力刺激手掌上的劳宫，很快就能恢复正常了。按摩心脏反射区和与心脏关连部的反射区以及肩关节、胸骨等反射区，对心脏病有一定的疗效。刺激这些地方，对心脏病的预防和恢复有很大帮助，同时对心肌梗死病人的康复亦有效。做经常性的手掌按摩，可有效防治心脏病。

# 排除体内毒素

我们知道,夏秋是肠胃疾病的高发季节,易发生细菌性食物中毒,其原因多与食物有一定的联系。临床表现多以急性胃肠炎为主,兼有神经系统症状;少数则以神经系统症状为主,伴有胃肠炎或其他有关症状。饮食不洁,随便进食生冷瓜果,误进腐馊变质食物,均可损伤脾胃,致使气机升降失调而发病。

## ▶ 全身按摩

### 特效穴位

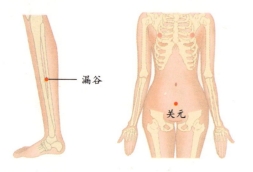

### 按摩方法

1. 盘腿坐下,立起一侧膝盖。竖起食指按压漏谷。呼气时默念"1、2、3",用力按压穴位;吸气时默念"4、5、6",放松。做5~6次。另一侧也按相同方法进行。
2. 仰卧,屈膝。两手中指叠放在关元上,立起手指垂直下压。呼气时默念"1、2、3",用力按压穴位;吸气时默念"4、5、6",放松。做5~6次。

### 贴心小叮咛

按摩胃肠反射区可以加速排泄,减轻中毒症状,如果用牙签来刺激手指的少泽、商阳等穴位,也有较为明显的治疗效果。

## ▶ 手足耳按摩

### 特效穴位

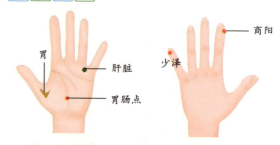

### 按摩方法

按摩胃肠点,内分泌点,肝脏、大肠(见图1)、胃(见图2)等反射区,商阳、少泽等穴位,对排除体内毒素效果显著。

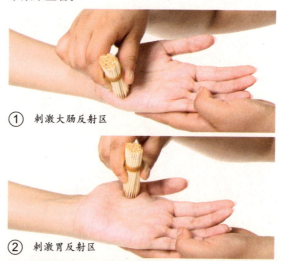

① 刺激大肠反射区

② 刺激胃反射区

# 改善腹泻状况

腹泻指排便次数增多，粪便稀薄，含有过多的水分或脂肪，是常见的消化系统疾病的症状之一。腹泻的发病基础是胃肠道的分泌、消化、吸收和运动等功能障碍，以致分泌量增加，消化不完全，吸收量减少和（或）动力加速等，最终导致粪便稀薄，次数增加而形成腹泻。

## ▶ 全身按摩

**特效穴位**

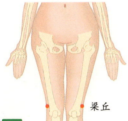

梁丘

**按摩方法**

坐姿，膝盖弯曲，用大拇指向下按压梁丘，做圆圈状按摩，按约1~3分钟。

## ▶ 手足耳按摩

**特效穴位**

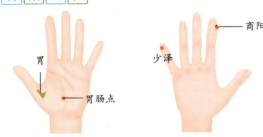

胃　胃肠点　少泽　商阳

**按摩方法**

按摩大肠反射区（见图1）、胃肠反射区（见图2）及少泽、商阳（见图3）等穴，可增强胃肠消化吸收能力，改善腹泻症状。

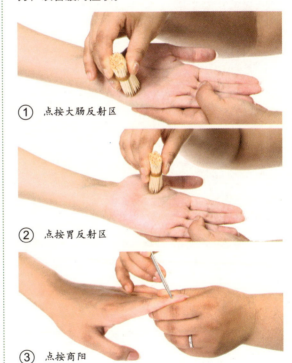

① 点按大肠反射区

② 点按胃反射区

③ 点按商阳

## 贴心小叮咛

**腹泻的预防护理应注意**

进食流质、半流质、低脂、少纤维食物，忌生冷、温燥、辛辣、油腻饮食；衣着寒温适宜，注意保暖，保持心情舒畅，急性腹泻宜卧床休息，加强饮食卫生和水源管理，防止病从口入，养成饮食定时定量和品种多样化的良好习惯，加强锻炼，增强体质。

# 疏通排泄系统

排泄系统不适会导致长期便秘,体内毒素不能及时排出,进而会使人体产生一系列临床代谢其他不适症状,如腹痛、腹胀、食欲差、恶心、头痛、失眠等。其实这种症状是可以预防的,在生活中应多吃新鲜蔬菜和水果及富含粗纤维的食物,保证生活的规律性,就能使这些问题得到解决。

## ▶ 全身按摩

**特效穴位**

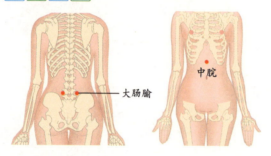

大肠腧　中脘

**按摩方法**

把食指和中指重叠在大肠腧,边吐气边做圈状按摩约1分钟。每天3回,每回做3次。按摩中脘也如此。

## ▶ 手足耳按摩

**特效穴位**

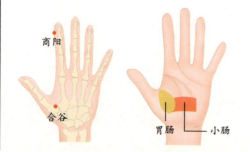

商阳　合谷　胃肠　小肠

**按摩方法**

按摩手部的胃肠反射区、便秘点、小肠反射区(见图1)、商阳、合谷(见图2),对便秘有显著疗效。发生便秘的人,在按压十二指肠(见图3)、胃等反射区时,应会感到疼痛。

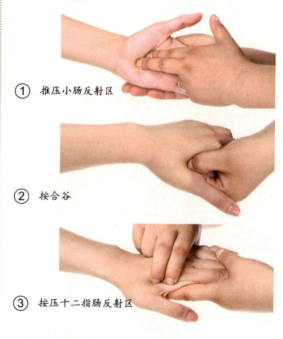

① 推压小肠反射区

② 按合谷

③ 按压十二指肠反射区

## 贴|心|小|叮|咛

**便秘的预防原则**

在饮食上避免吃煎炒、辛辣或寒凉生冷食物,多吃蔬菜、水果、粗粮,多饮水;避免久坐久卧,要多活动肢体,加强肛提肌的锻炼,养成定时排便的习惯,不要让情志受到过度刺激,保持精神舒畅就会使这些问题得到解决。

# 增强肝功能

肝脏具有把体内毒素、体外侵入的毒素、酸性废物等进行解毒中和的功能，是一个具有对营养物质进行处理和蓄积等重要作用的脏器。肝脏发生故障，对其他脏器产生的影响极大，最大的莫过于肾脏了。因为肾脏是接受由肝脏解毒、中和的废物的场所，所以，若毒素未完全解除而流入肾脏，对人体危害很大。

## ▶ 全身按摩

**特效穴位**

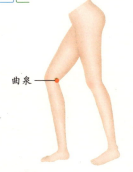
曲泉

**按摩方法**

先轻轻按压左右两边的曲泉，然后从压痛较强烈的一边开始按摩。一边吐气，一边用手指指腹由下往上按摩5次。接着用同样的方法轻轻按摩疼痛较轻的一边。

## ▶ 手足耳按摩

**特效穴位**

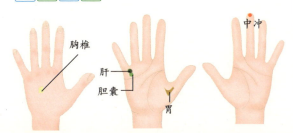
胸椎　中冲　肝　胆囊　胃

**按摩方法**

按摩胆囊点（见图1）、肝点（见图2）、中冲、胸椎反射区（见图3），可增强肝功能。此外还要刺激胃反射区（见图4），主要是为了增进食欲，帮助消化，向肝脏输送更多的养分。

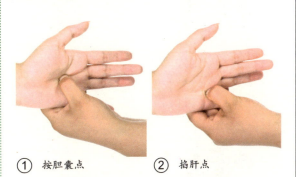
① 按胆囊点　② 掐肝点

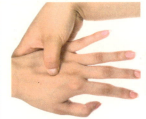
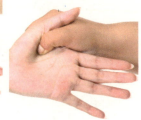
③ 揉胸椎反射区　④ 按胃反射区

## 贴心小叮咛

肝脏发生损害后，常会感到右肩胛骨下方处、第7胸椎的右肋附近有钝痛感，此时要加刺胸椎反射区。同时还要按摩右肋疼痛部位及其附近部位，这样效果才更好。

# 缓解视疲劳

视疲劳一般多是由于用眼过度，或长时间看电视、电脑屏幕等有一定辐射性的物体。视疲劳的症状多种多样，常见的有近距离工作不能持久，眼及眼眶周围疼痛、视物模糊、眼睛干涩、流泪等症状，严重者还会出现头痛、恶心、眩晕等症状。

## ▶ 全身按摩

**特效穴位**

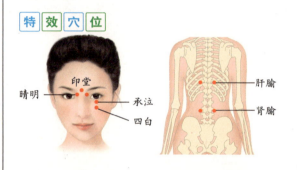

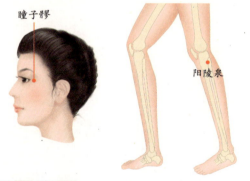

**按摩方法**

1. 用拇指、食指自内向外分别按摩上下眼眶；用食指、中指并拢或分别按顺时针与逆时针方向按压眼周，环转三周，轻重适宜；拇指或食指分别揉上下眼眶（见图1）。
2. 按摩者两手食指轻揉两侧睛明，指尖轻轻按压此穴，并向上、下、左、右推按。
3. 用双手食指尖左右轻拨阳白，指下有筋脉滚动，眼球可出现胀感，此法隔日拨一次，不可多用。
4. 在食指轻按眼球的基础上，用食、中、无名指三指轻轻捏拿眼球，并行按颤动作；亦可用多指或大鱼际轻按眼球。用力适宜（见图2）。

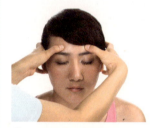
① 揉眼眶

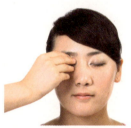
② 轻轻捏拿眼球

5. 以食、中指分别捏拿上下眼睑，快拿快放；用中指背面滑拨上下眼眶。
6. 在双拇指揉、压两侧颈肌的基础上，两手分托下颌与后枕拨伸，以及微微向上提伸（见图3-1、图3-2）。

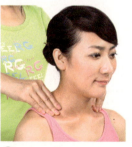
③-1 压颈肌

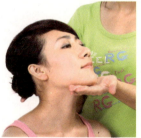
③-2 托住下颌与后枕拨伸

7. 单手拇指分别揉压两侧肝腧、肾腧、阳陵泉各1分钟。
8. 若患者多泪，可加用指压翳风、承泣。
9. 若头部眩晕，可多指揉压两颞，单拇指按压印堂。

10.找一处10米以外的草地或绿树,绿色由于波长较短,成像在视网膜之前,从而使眼部放松、眼睫状肌松弛,减轻眼疲劳。不要眯眼,也不要总眨眼,排除杂念,集中精力,全神贯注地凝视25秒,辨认草叶或树叶的轮廓。接着把左手掌放在略高于眼睛前方30厘米处,逐一从头到尾看清掌纹,大约5秒。看完掌纹后再凝视远方的草地或树叶25秒,然后再看掌纹。10分钟内反复20次,一天做3回,视力下降严重的要增加训练次数。

11.找一处3米外的景物,同时举起自己的左手距眼睛略高处伸直(约30厘米),看清手掌手纹后,再看清远处景物,尽量快速地在二者间移动目光,往返20次。

12.采取坐式或仰卧式均可,将两眼自然闭合,然后依次按摩眼睛周围的睛明、攒竹、太阳、四白、印堂、承泣,各3分钟。手法轻缓,以局部有酸胀感为度(见图4-1、图4-2)。

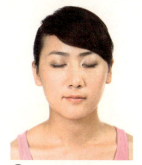
④-1 两眼自然闭合

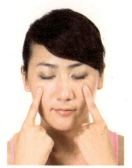
④-2 按摩四白

## ▶ 手足耳按摩

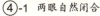
特 效 穴 位

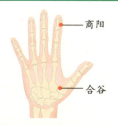
商阳
合谷

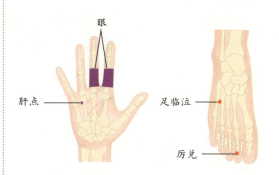
眼
肝点
足临泣
厉兑

### 按摩方法

1.用拇指和食指来回旋转掐揉手部的眼反射区3~5分钟,力度要尽量重些。按摩手部的眼反射区有明目定志、养血安神的作用,能缓解眼调节器官的痉挛,对缓解眼部疲劳有很好的作用。

2.用拇指关节重力推按肝点,3~5分钟。按摩时力度尽量加重,但注意不要擦伤皮肤,以能感觉到按摩部位酸胀为宜。按摩肝点有疏肝利气的作用,可有效地缓解眼部疲劳。

3.用拇指和食指点掐商阳3~5分钟,若能用艾灸或发夹等尖锐物刺激则效果更好。食指尖端的商阳,是手阳明大肠经的穴位,此穴有开窍、泻热、利咽喉的作用。经常按摩商阳,还可强精壮阳,推迟衰老。

4.眼疲劳时双手用力向下牵拉耳垂15~20次,此法简便易行,而且非常有效。耳垂上多为头面部穴位区,经常按摩对缓解视觉疲劳、眩晕等有很好的效果。

5.用拇指指腹揉按厉兑,力度要稍重,然后点掐足部的足临泣。以上穴位每日按2次,每次3~5分钟。若能以艾灸刺激则效果更好。足临泣有平肝熄风、化痰消肿的作用,对治疗视觉疲劳、头痛、目眩、耳鸣等有辅助治疗的作用。

6.足底足趾根部的弧形带状区域,对治疗眼疲劳也非常有效,也称为"眼睛疲劳带"。每晚洗脚时可重力推按此区域10~20次。

# Part 4

## 缓解常见不适的按摩

感冒
流鼻血
呃逆
腹痛、胃痉挛
头痛
小腿抽筋
……

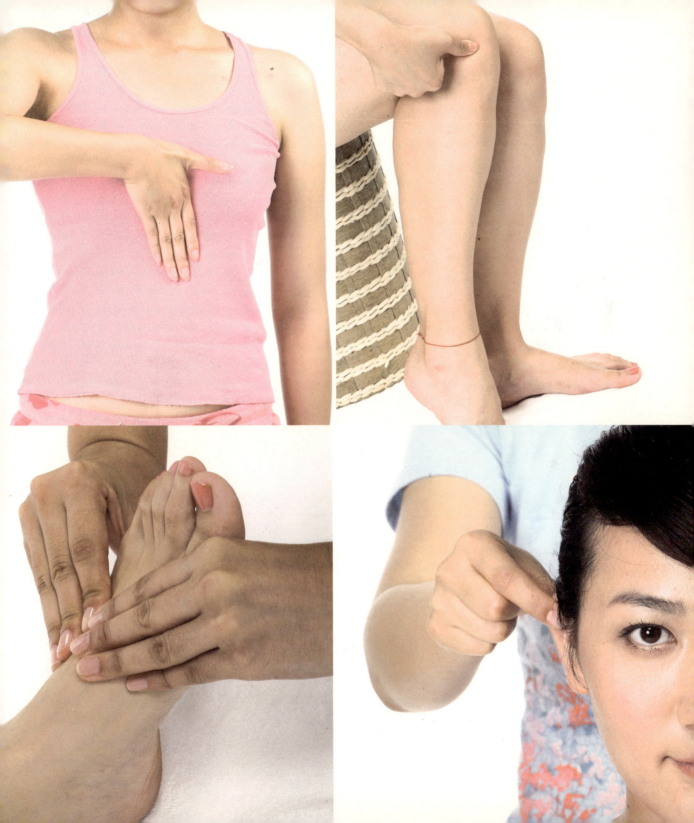

## 呼吸系统不适

### 感冒

感冒是日常生活中最常见的一种疾病，一年四季都可能发生，尤其是在季节交替时最多见。普通感冒主要表现为鼻塞、流涕、打喷嚏、头痛、发热等。一般来说，普通感冒主要是感受邪风所致，病程较短且容易痊愈。

▶ **全身按摩**

**特效穴位**

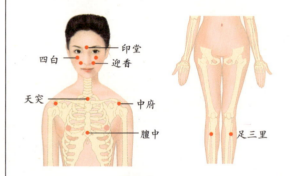

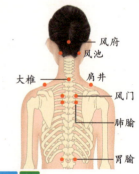

**按摩方法**

1. 用双手按揉患者印堂、太阳、迎香等穴，各30次（见图1）。
2. 用力拿捏风池、肩井，按揉中府、风门、风池、肺腧，每个穴位按摩2分钟。
3. 用力按、揉、击打上背部1～2分钟（见图2-1、图2-2）。
4. 将手张开成爪形，从患者前发际向后发际做梳头10次。
5. 用双手按揉印堂、迎香，各30次（见下页图3）。
6. 用双手掌心或者四指摩擦患者前额，然后从肩部向

① 按揉太阳

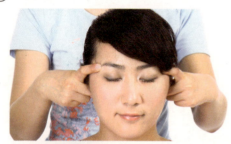

②-1

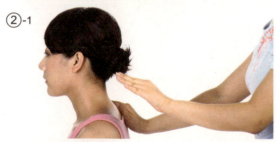

②-2

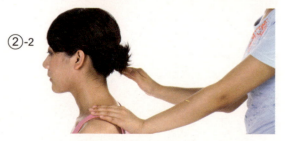

击打患者上背部

手指末端用力拿、捏、揉,左右手各2次(见图4)。

7.用双手掌心用力摩擦颈部。按摩时,掌心尽量同颈部相贴,直至产生温热感为宜(见图5)。

8.双手握拳按压腰部的肾腧,按压5~10分钟。

9.身体站直,两脚分开与肩同宽。双手五指并拢,沿着鼻翼两侧从前额发际向下颌摩擦,反复操作20次(见图6)。

10.击打足三里,左右各30次(见图7)。

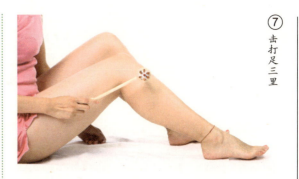

⑦ 击打足三里

③ 按揉迎香

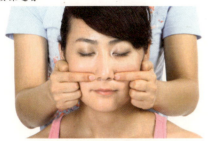

④ 摩擦患者前额

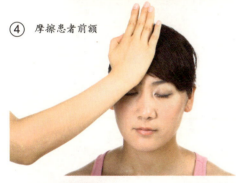

⑤ 以掌心摩擦颈部　　⑥ 自上而下摩擦面部

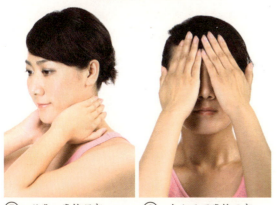

## ▶ 手足耳按摩

**特 效 穴 位**

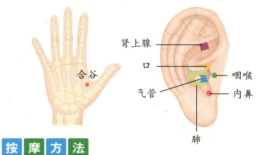

肾上腺　口　咽喉　气管　内鼻　合谷　肺

**按 摩 方 法**

1.用力按揉合谷,20次。

2.刺激耳部的肾上腺、气管、肺、咽喉等反射区,各3分钟。

## 贴 心 小 叮 咛

**感冒注意事项**

★注意防寒保暖。尤其是在季节交替时,一定不要乱穿衣,老人、小孩更要注意。

★加强饮食保健。老年人要多吃些禽蛋、豆制品、鱼类、瘦肉等含蛋白质多的食品,以及一些含纤维素、维生素较多的食品。

★调节居住环境。适时开窗通风,保持屋内适宜的温度及湿度。

★勤锻炼身体。应每天坚持锻炼,增强体质,这样可以提高免疫力。但是一定要选择适合自己的锻炼方法,否则会因运动不当而受伤。

# 小儿咳嗽

小儿咳嗽与大人咳嗽一样，分为外感咳嗽与内伤咳嗽两种，但孩子的咳嗽比大人反应重，多数会咳嗽不止。当小儿出现咳嗽症状时，父母要先观察咳嗽的性质，看有没有并发症以及全身症状，再决定是否立刻就医。

## ▶ 全身按摩

**特效穴位**

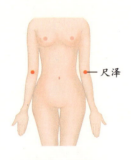
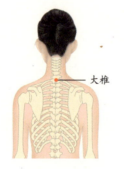

尺泽　大椎

**按摩方法**

1. 用拇指指腹按压尺泽30次。
2. 拍背。婴幼儿不会吐痰，即使痰液已经咳出也只会将痰液吞入胃中。父母在宝宝咳嗽时，抱起患儿，用空掌轻轻拍宝宝的背部，上下左右都拍到。如果一拍到某一部位时宝宝就咳嗽，说明宝宝的痰液就积在此处，应重点拍。多数是肩胛下的部位，也就是肺底部容易积痰。只要有痰的刺激，宝宝就会咳嗽，一旦有痰液排出，咳嗽就能暂时缓解。所以，拍背能起到宽胸理气、促进痰液排出的作用。拍背最好在宝宝刚睡醒或临睡前进行。

## 贴心小叮咛

**护理咳嗽患儿注意事项**

★及时增减衣被，调节室温，居室保持适当湿度。

★注意饮食调节，尤其是小儿咳嗽时，更应注意。中医认为"形寒饮冷则伤肺"，小儿如过食寒凉食物，容易造成肺气闭塞，从而加重咳嗽症状。另外，小儿咳嗽期间也不可吃肥甘厚味的食物和橘子。

## ▶ 手足耳按摩

**特效穴位**

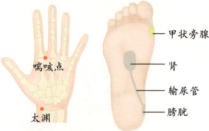

喘咳点　太渊　甲状旁腺　肾　输尿管　膀胱　扁桃体

**按摩方法**

对于患有风热咳嗽，同时伴有咽痛、扁桃体发炎的宝宝，可以采用脚底按摩的方法。先上下来回搓宝宝的脚心，每只脚搓30下。然后每个脚趾都上下按摩20~40下。重点按摩脚面大脚趾根部两侧的部位，只要扁桃体发炎时，这个部位就会很疼，每只脚按摩5分钟。按摩后，宝宝咽喉肿痛的症状会明显减轻。按摩后要及时给宝宝多喝温开水，也可以喝淡淡的盐开水。每天坚持给宝宝按摩2次，再配合食疗，宝宝的病会很快痊愈（见右图）。

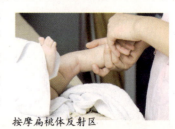

按摩扁桃体反射区

## 哮喘

哮喘即支气管哮喘，是一种以嗜酸性粒细胞、肥大细胞反应为主的气道变应性炎症和气道高反应性为特征的疾病。大多时候出现发作性咳嗽或喉咙喘鸣，严重时脸色苍白而陷入呼吸困难的情况被称为过敏性疾病的代表性症状，尤其是体质虚弱的人更易发生。若长期反复发作可使气道重建，导致气道增厚而狭窄，成为阻塞性肺气肿。

### ▶ 全身按摩

**特效穴位**

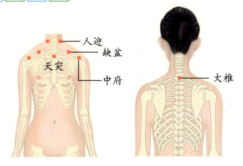

**按摩方法**

1. 用力按压大椎，直至感到酸胀为宜（见图1）。
2. 用手指指腹用力按压侠白（见图2）、曲池，各3分钟。直至感到酸胀。
3. 用力按压中府。按压穴位时，会感到有一个硬结，可以加以轻轻按揉，能缓解严重的呼吸困难（见图3）。
4. 沿着背部脊柱两端，自上而下用力摩擦，直至皮肤发红为止。

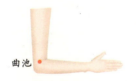

① 按压大椎

5. 用手指指腹用力按压人迎、天突、缺盆等穴，各3分钟。

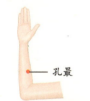

② 按压侠白　③ 按压中府

### ▶ 手足耳按摩

**特效穴位**

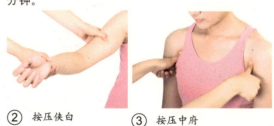

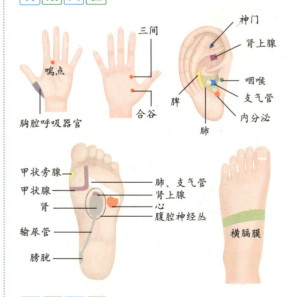

**按摩方法**

用手指指腹用力按压合谷3分钟，直至感到酸胀。

# 流鼻血

用力擤鼻涕或者撞到鼻子时会导致鼻黏膜受伤出血。有时因高血压、动脉粥样硬化、头部充血或压力等导致自律神经失去平衡，也会出现鼻出血的症状。

## ▶ 全身按摩

**特效穴位**

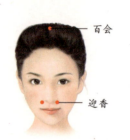
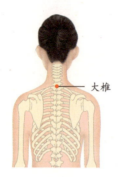

百会
迎香
大椎

**按摩方法**

1. 用拇指指端用力按压鼻翼侧的迎香，缓慢指压，反复10次（见图1）。
2. 按摩者一只手固定患者的背部，另一只手用力按压大椎2分钟，按压此穴，不仅可以阻止流鼻血，还能缓和颈部僵硬（见图2）。

① 按压迎香
② 按压大椎

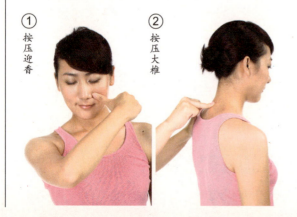

## ▶ 手足耳按摩

**特效穴位**

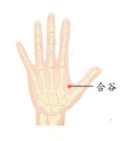
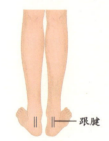

合谷
跟腱

**按摩方法**

1. 鼻子出血时，以拇指和食指捏脚后跟的跟腱，自己捏或别人捏都可以。左鼻出血捏右脚跟，右鼻出血捏左脚跟，数分钟内即可止血，捏跟腱还有改善足部功能、解除下肢疲劳、增强脚力的作用（见图3）。
2. 用力掐合谷2分钟，不仅可以缓解流鼻血的症状，而且还能改善流鼻血的体质（见图4）。

③ 捏跟腱

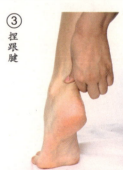

④ 掐合谷

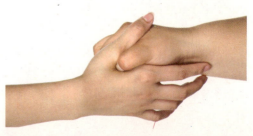

# 喉咙痛

喉咙痛、喉咙沙哑在感冒时容易发生。在这种情况下，患者会出现口渴而疼痛，扁桃体红肿发炎，有时还会伴有发烧症状。声音沙哑有时也会因长时间说话而导致。

## ▶ 全身按摩

**特效穴位**

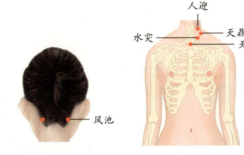

**按摩方法**

1. 用手指指腹端用力按压患者水突3分钟，直至患者感到酸胀（见图1）。
2. 用手指指腹端用力按压患者天突3分钟，直至患者感到酸胀（见图2）。

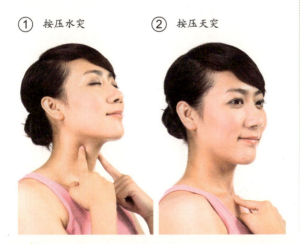

① 按压水突　② 按压天突

3. 患者坐位，按摩者用双手拇指按压风池3分钟。此法对头部紧张以及以感冒为主要原因的喉咙痛症状都有效。
4. 患者坐位，按摩者立于患者背后，用力按压天鼎50次，可缓解扁桃体红肿所造成的疼痛及喉咙阻塞等症状（见图3）。

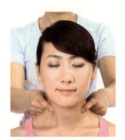

③ 按压天鼎

5. 用力按压人迎，可改善患者颈部到头部的血液循环，能治疗喉咙沙哑等症状。

## ▶ 手足耳按摩

**特效穴位**

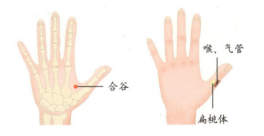

**按摩方法**

1. 按摩者一手握住患者手腕，用另一只手拇指按压合谷3分钟，可缓和扁桃体发炎症状。
2. 擦摩手部扁桃体、喉、气管等反射区各1分钟，能有效缓解喉咙痛。

# 消化系统不适

## 呃逆

呃逆是指胃气上逆动膈、气逆上冲、喉间呃呃连声、声短而频、令人不能自止为主要表现的病症。呃逆可偶然单独发生，也可见于其他疾病的兼症，呈连续或间歇性发作。呃逆主要是各种原因所引起膈肌痉挛所致。有时也会因进食过快或者吸入冷空气，使得植物神经受到刺激，产生呃逆现象。

### ▶ 全身按摩

**特效穴位**

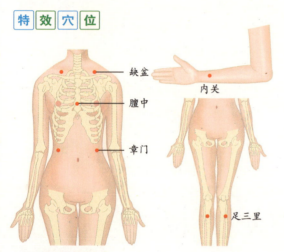

**按摩方法**

1. 用拇指指端用力按压足三里50次，直至感到酸胀。
2. 双手四指或握拳以手背自上而下搓背部，有热感透达背部深层为好（见图1-1、图1-2）。
3. 双手拇食指相对，提拿章门（见图2）。
4. 以中脘为中心，按顺时针方向按摩上腹部，约100次左右，腹部发热时，呃逆常常停止。
5. 深呼吸，屏住数秒，然后和缓地匀速吐出，反复1~2分钟。
6. 中指点压缺盆半分钟。
7. 用拇指指端按压膻中2分钟。

8. 用拇指指端按压眼眶壁上缘内侧凹陷处的止呃，直至感到酸胀。
9. 双手交替用拇指点按内关，可起到止呃的效果。

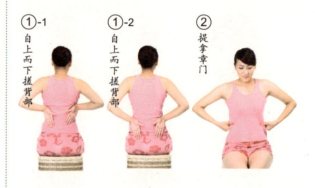

### ▶ 手足耳按摩

**特效穴位**

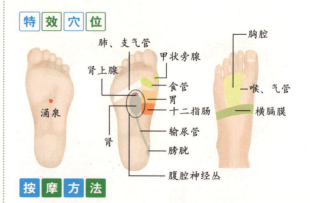

**按摩方法**

搓涌泉1分钟。

## 牙痛

牙痛是一种常见疾病。其表现为牙龈红肿、遇冷热刺激痛、面颊部肿胀等。牙痛大多是由牙齿疾病（例如牙龈炎和牙周炎、龋齿或折裂牙）而导致牙髓（牙神经）感染所引起的。中医认为，牙痛是由于外感风邪、胃火炽盛、肾虚火旺、虫蚀牙齿等原因所致。

### ▶ 全身按摩

**特效穴位**

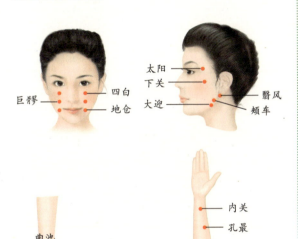

**按摩方法**

1. 用拇指指端点压下关1分钟，直至患者感到酸胀为宜（见图1）。
2. 用中指指端按压患者巨髎穴2分钟，直至患者感到酸胀为宜。
3. 用双手手指指端用力按压翳风3分钟，直至患者感到酸胀为宜。
4. 用双手食指分别按压风池2分钟，直至患者感到酸胀为宜（见图2）。

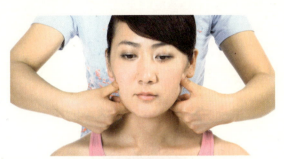

① 按压下关

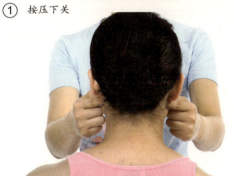

② 按压风池

5. 用手指指端按压太阳、内关、孔最（见图3），各3分钟，力度适中。
6. 坐位或站位，全身放松，双眼平视微闭，呼吸调匀，静息1～2分钟。

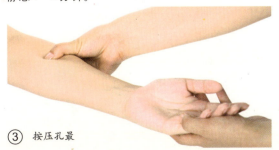

③ 按压孔最

7.将双手拇指指尖分别放在对侧曲池,适当用力按揉1分钟(见图4)。

8.将双手掌掌心分别放在同侧面颊部,适当用力揉按1分钟,以面颊部发热为佳。

9.将双手拇指指腹放于同侧面部颊车处,适当用力,由轻渐重按压1分钟。

10.将拇指指尖放在对侧少海上,适当用力掐1分钟。

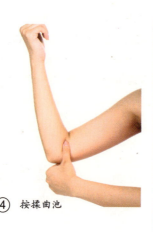

④ 按揉曲池

## 手足耳按摩

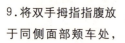

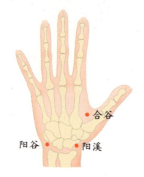

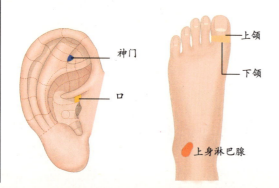

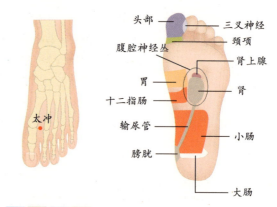

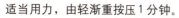

1.将拇指指腹放在对侧阳溪,适当用力掐1分钟(见图5)。

2.用拇指指尖按对侧合谷,其余四指置于掌心,用力由轻渐重掐压0.5~1分钟。

3.用拇指指腹按压对侧阳谷,每侧按压1分钟。

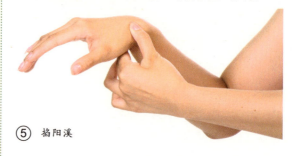

⑤ 掐阳溪

## 贴心小叮咛

**保护口腔健康需注意**

★注意口腔卫生,养成"早晚刷牙,饭后漱口"的良好习惯。

★发现蛀牙,及时治疗。

★睡前不宜吃糖、饼干等食物。

★宜多吃清胃火及清肝火的食物,如南瓜、西瓜、荸荠、芹菜、萝卜等。

★忌酒及热性动火食品。

★脾气急躁,容易动怒会诱发牙痛,故宜心胸豁达,情绪宁静。

★保持大便通畅,勿使粪毒上攻。

★勿吃过硬食物,少吃过酸、过冷、过热食物。

# 口腔炎

牙龈、舌唇等红肿发炎或产生水泡等，可称为口腔炎。当疼痛剧烈时，喝水和进餐都会感到很困难。口腔炎形成的原因是偏食，几乎都是因缺少 B 族维生素而引起的。因此患口腔炎可说是"注意身体健康"的信号灯。

## ▶ 全身按摩

**特效穴位**

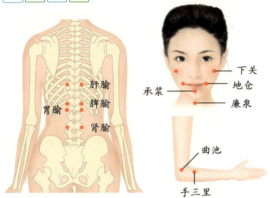

**按摩方法**

1. 用食指或中指按压廉泉 2 分钟，为避免患者喉咙疼痛，在按压时要力度适中（见图 1）。
2. 用中指或食指指腹端按压患者地仓、承浆（见图 2），并且做环状运动 3 分钟。
3. 患者俯卧，用力按压患者背部的胃俞、肝俞、脾俞，各 2 分钟。

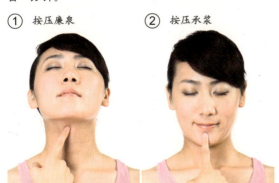

① 按压廉泉　　② 按压承浆

4. 用双手手指按压承浆、下关等穴，以患者感到温热为宜。
5. 用力按揉患者曲池、手三里，各 3 分钟，然后用暖风温暖各穴位（见图 3、图 4）。
6. 将双手中指或食指指腹，放于同侧面部下关处，适当用力按揉 1 分钟。

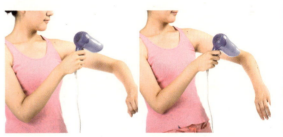

③ 用暖风温暖曲池　　④ 用暖风温暖手三里

## ▶ 手足耳按摩

**特效穴位**

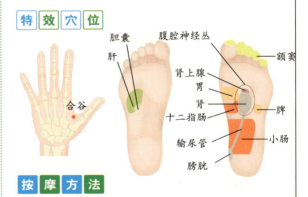

**按摩方法**

1. 用拇指指尖按于对侧合谷，按压 2 分钟。
2. 单食指扣拳法按揉额窦反射区 72 次；握足扣指法按揉额窦反射区 30 次。

# 便秘

便秘是指大便干燥、排出困难，或者排便间隔时间较长，或虽有便意，但艰涩难下，常数日一行，甚至要用泻药或灌肠才能排出的一种病症。但健康人的排便习惯有明显不同，应根据平时的排便习惯和排便有无困难作出有无便秘的判断。肠蠕动功能不佳、水分被过分吸收、精神过度紧张使肠处于应激状态等是造成便秘的主要原因。

## ▶ 全身按摩

### 特效穴位

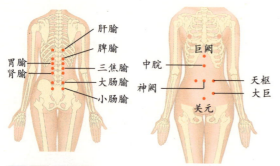

### 按摩方法

1. 用拇指按揉天枢（见图1）、关元、巨阙、大巨等穴，各1分钟。
2. 揉脐摩腹。右手在下，左手叠于其上，按于脐部，稍用力做顺时针揉动30次。然后逐渐扩大范围，摩全腹50次，再由上而下推左腹30次。
3. 用掌心按揉神阙50次。直至患者腹部肠鸣，产生排气感和便意。
4. 点按承山（见图2）。大拇指按压承山穴1分钟，再捏拿承山周围腓肠肌30次。口臭者揉按足三里1分钟；腹冷痛者揉按三阴交1分钟。
5. 用手指弹拨腹下硬块50次，可增强大肠蠕动功能。
6. 用手指指腹按揉手三里、三阴交、足三里、大肠俞（见图3）各50次，直至局部产生酸胀感。
7. 用手指按揉脾俞、胃俞、肝俞、肾俞（见图4）、大肠俞各50次，直至患者有局部温热感。
8. 在患者腰骶部做上下快速摩擦，以患者自觉骶部和小腹部有热感为止。
9. 右手中指按于中脘，其余四指贴附于腹部，然后做顺时针揉动30次（见下页图5）。
10. 大便未出时，两手重叠在神阙（即肚脐）周围，按顺时针、逆时针各按摩15次，然后轻拍肚子15次。

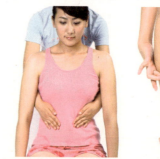

① 按揉天枢

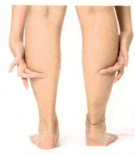

② 点按承山

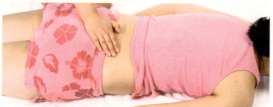

③ 按揉大肠俞

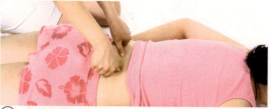

④ 按揉肾俞

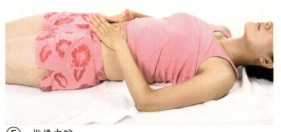

⑤ 指揉中脘

11.大便将出不出时，用右手食指压迫会阴（二阴之间中点），便可助大便缓缓排出，心情要轻松，千万不可焦急。

## ▶ 手足耳按摩

### 特效穴位

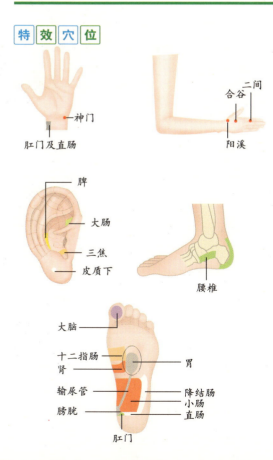

### 按摩方法

1. 单食指扣拳法推压脚部的腹腔神经丛、大脑（见图6）、胃、十二指肠（见图7）、小肠（见图8）、大肠等反射区各50次；单食指扣拳法按揉脾、肛门等反射区各50次。
2. 用拇指按揉手部的阳溪、神门，各1分钟。

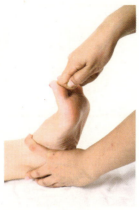

⑥ 扣压大脑反射区

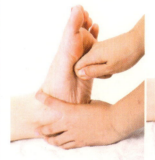

⑦ 扣压小肠反射区

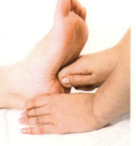

⑧ 扣压胃及十二指肠反射区

### 贴心小叮咛

**缓解便秘的小提醒**

★调整饮食。戒烟，戒酒，少吃或不吃刺激性食物。多吃些富含膳食纤维的食物，青年人多吃绿叶蔬菜，老年人宜适当增加粗纤维类食品。经常进行提肛运动。

★注意养成定时排便的习惯。纠正不良排便习惯，如经常强忍便意、坐在坐便器上看书或看报、长期服用泻剂等，让肠子蠕动有规律。

★养成良好的生活习惯。生活起居要有规律，积极参加体育活动，保持乐观的精神状态，这些都有助于改善消化道的功能。

★长期卧床者，可用手按摩腹部，促进肠蠕动，改善便秘状况。

# 小儿腹泻

小儿腹泻是因脾胃功能失调而导致的一种消化道疾病。本病四季皆有，以夏秋季较为多见，多发生于2岁以下的婴幼儿。发病后易损耗气阴，重症者可出现危险的病变。迁延日久，常导致小儿营养不良、生长发育迟缓、疳积等症。主要症状是大便次数增多，粪便溏薄，甚至稀如水样，常伴腹部胀痛、恶心呕吐、发热、食欲不振、消瘦等症状。

## ▶ 全身按摩

**特效穴位**

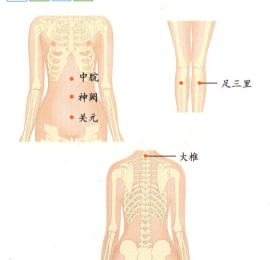

**按摩方法**

1. 用拇指、食指、中指拿捏小儿脊柱正中肌肤，捏大椎，双手交替捻动向前行，并用力提拿5遍。
2. 用拇指或食、中二指推关元，一直推到皮肤发红为度。
3. 用手背摩腹，从中脘至神阙周围，直到皮肤发热，按摩者手部发热即止（见图1-1、图1-2）。
4. 患儿俯卧，用拇指从第4腰椎推到长强，推到皮肤发红（见图2-1、图2-2）。
5. 用拇指掐两侧足三里2分钟。

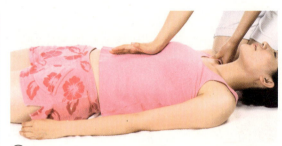

①-1

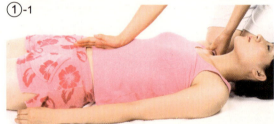

①-2 从中脘推摩至神阙

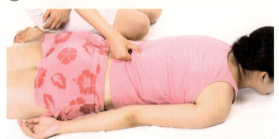

②-1

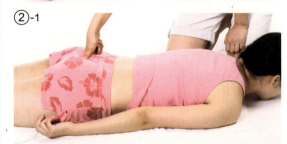

②-2 从第4腰椎推至长强

## ▶ 手足耳按摩

**特效穴位**

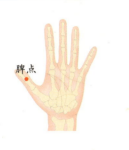
脾点

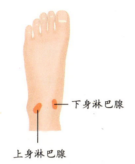
下身淋巴腺
上身淋巴腺

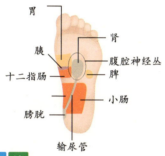
胃、肾、胰、腹腔神经丛、十二指肠、脾、膀胱、小肠、输尿管

**按摩方法**

1. 患儿平卧，用生姜汁为介质推脾经（见图3）300次，推大肠经（用拇指指端推拿小儿食指桡侧缘由指尖向指根）100次（见图4）。
2. 单食指扣拳法按揉肾、脾（见图5）、胃、膀胱等反射区各50次。

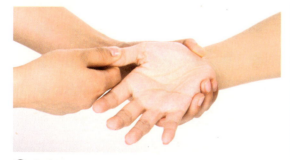
③ 推脾经

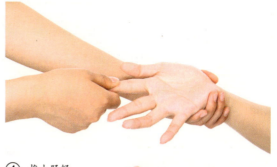
④ 推大肠经

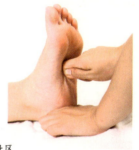
⑤ 按揉脾反射区

## 贴|心|小|叮|咛

**预防小儿腹泻的方法**

★注意小儿饮食卫生。饮食要定时定量，不要暴饮暴食，禁食不洁食物。

★合理喂养。提倡母乳喂养，避免在夏季及小儿有病时断奶。如果小儿食欲不振，不宜强制进食。

★加强户外活动，注意气候变化，及时增减衣服，尤其避免腹部着凉。

★腹泻期间应控制饮食。轻症患者，宜适当减少喂奶时间和延长间隔时间，重症患者，可以随着病情的好转逐渐恢复少量母乳或米汤等易消化食物的喂养。

★小儿若腹泻时间太长，而且出现面色苍白、眼眶凹陷、呕吐频繁、少尿或者无尿、精神萎靡等症，应尽快送医院治疗，以免贻误病情。

★在按摩过程中，应注意护理。喂养要定时定量，不吃不洁食物，注意保护腹部，不要让小儿受凉，每次便后用温水洗净肛门，勤换尿布。

★本病按摩治疗有效，但不排除其他疗法，特别是有感染因素的，可同时应用抗菌素等药物治疗，如出现脱水和中毒症状时，更应及时配合静脉输液等治疗。

# 腹胀、腹鸣

本病是最常见的一种胃肠道功能紊乱性疾病，被现代医学公认为是一类具有特殊病理生理基础的身心疾病。多见于青壮年，往往在劳累、情绪紧张后发病。中医虽然没用该病的病名，但散见于"腹痛"、"便秘"、"泄泻"等病中，并认为此病是因情志不畅、气机郁滞而导致脏腑功能失调，随之出现肠道功能紊乱一系列症候群。

## ▶ 全身按摩

**特效穴位**

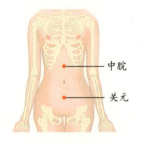
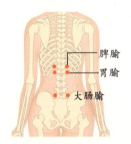
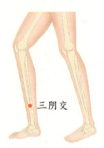
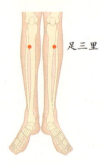

中脘　关元　脾俞　胃俞　大肠俞　足三里　三阴交

**按摩方法**

1. 患者俯卧，按摩者用拇指指端用力按压患者左右脾俞、胃俞（见图1），力度较重，以有酸胀感为宜。此穴能促进胃肠功能与胃液的分泌，增强消化机能。
2. 患者俯卧，用拇指指端用力按压左右大肠俞3分钟，以有酸胀感为宜。此穴能缓解便秘与腹鸣不止。
3. 患者仰卧，按摩者一手固定患者小腿，一手用力按压三阴交，以有酸胀感为宜（见图2）。
4. 摩中脘，左右手各20次，可调整患者消化机能。
5. 用手指指端或按摩器按压患者关元20次，以有酸胀感为宜（见图3）。
6. 患者俯卧，按摩者用拇指用力沿着患者脊柱两侧进行按压，力度稍重，上下反复按摩20次。

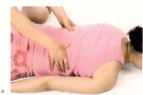

① 按压左右脾俞、胃俞

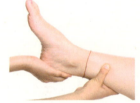
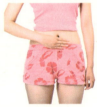

② 按压三阴交　③ 按摩关元

## ▶ 手足耳按摩

**特效穴位**

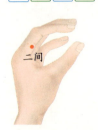
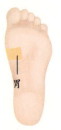
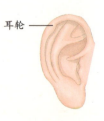

二间　胃　耳轮

**按摩方法**

单食指扣拳法重压胃反射区（见图4）。

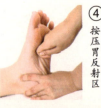

④ 按压胃反射区

# 腹痛、胃痉挛

腹痛不仅是腹部疼痛引起的症状,同时也是全身其他疾病引起的疾病症状之一。胃痉挛是指从心窝到侧腹、肚脐上方附近突然疼痛的症状,有时会持续几分钟,有时会持续几小时。尤其疼痛剧烈时,患者不得不将身体缩起来;更严重时,患者会呕吐、晕厥。

## ▶ 全身按摩

**特效穴位**

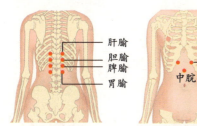

**按摩方法**

1. 按摩者用拇指指端用力按压患者梁丘3分钟。此穴能缓解剧烈的腹痛以及胃痉挛(见图1)。
2. 用力按压患者足三里、三阴交,各3分钟,以有酸胀感为宜。
3. 按摩者一手固定患者手臂,一手用拇指用力按压患者手三里3分钟,以有酸胀感为宜(见图2)。
4. 患者仰卧,按摩者将双手食指并拢,用力按压中脘20次,配合患者呼吸进行按摩。按压此穴能调整消化机能。
5. 患者仰卧,用手指指端用力按压左右不容3分钟,以有酸胀感为宜。
6. 患者俯卧,按摩者沿着脊柱两侧用力按压肝腧、胆腧、脾腧、胃腧,各1分钟,然后自上而下反复摩擦5遍,直至患者皮肤发红为止。

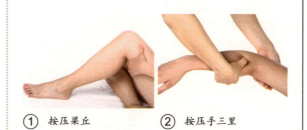

① 按压梁丘    ② 按压手三里

## ▶ 手足耳按摩

**特效穴位**

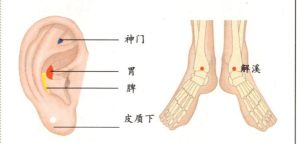

**按摩方法**

取坐位,用拇指指腹按压解溪20次。

缓解常见不适的按摩

第四章

# □ 神经系统不适 □

## 失眠

失眠通常是指人对睡眠时间或睡眠质量不满足并影响白天社会功能的一种主观体验。失眠有虚实之分，虚证如多梦易醒、心悸健忘、入睡后容易惊醒等；实证如食少胸闷、脘腹胀满、大便不畅等。

### ▶ 全身按摩

**特效穴位**

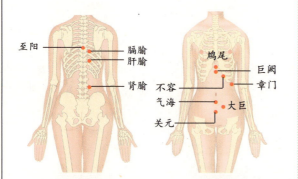

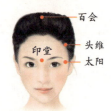

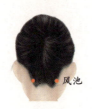

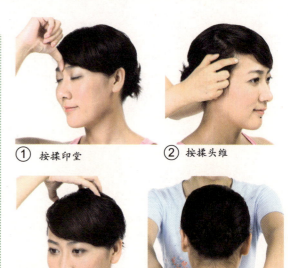

① 按揉印堂　　② 按揉头维

③ 从前发际向后推拿　　④ 拿捏脖子根部及肩部大筋

5.按摩者站立在患者后面，用五指拿捏脖子根部与肩头连线的正中央以及周围大筋处（见图4）。

6.患者用掌心先顺时针按摩腹部5次，然后再逆时针按摩5次（见图5）。

⑤ 按揉腹部

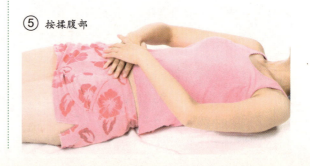

**按摩方法**

1.坐位，用拇指指腹按揉印堂50次（见图1）。
2.用双手拇指从眉头按摩两侧眉梢后的太阳，反复4次。
3.按揉前额的头维（见图2）、百会各2分钟。
4.将五指张开成爪形，用手指指腹从前发际向后发际，反复推拿10次（见图3）。

7. 用两手拇指端揉按风池。
8. 将两手叠放在腹部，然后用手掌大鱼际轻轻揉按中脘。
9. 将两手移至下腹部，然后用手掌大鱼际徐徐揉按丹田。
10. 坐好，全身放松，全神贯注。双手握拳，用拇指关节沿脊柱旁两横指处，自上而下慢慢推按。
11. 脱衣仰卧于被内，双目自然闭合。用两手中指第二节内侧缘从两眉内侧推向外侧（见图6）。
12. 用两手中指端轻轻揉按太阳。
13. 用两手拇指指腹沿两侧颞部由后向前推摩（见图7）。
14. 用手掌根部轻轻拍击头顶囟门处。

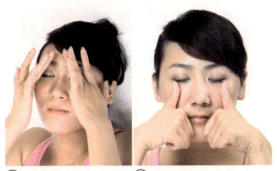

⑥ 由内向外推双眉　　⑦ 推摩颞部

## 手足耳按摩

### 特效穴位

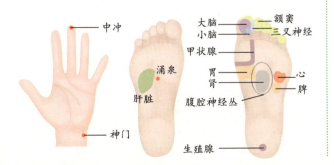

### 按摩方法

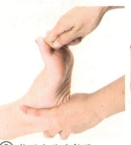
⑧ 推压大脑反射区

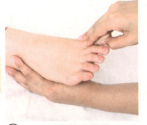
⑨ 捏三叉神经反射区

1. 单食指扣拳法按揉脚底的额窦、心、肝、胃、肾、脾等反射区各50次；单食指扣拳法推压大脑（见图8）、腹腔神经丛、甲状腺等反射区各50次；按摩小脑、三叉神经（见图9）等反射区各50次。
2. 用拇指指腹按揉涌泉2分钟（见图10）。

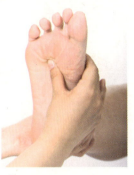
⑩ 按揉涌泉

### 贴心小叮咛

**失眠小常识**

失眠一般表现为难以入睡、容易惊醒、醒后再不能入睡，严重时彻夜不眠。有关资料显示，有45%以上的老年人均有不同程度的失眠症。一旦失眠，可求助于医生。口服安眠药，容易引起对药物的依赖性。另外，注意一些生活细节也能改善失眠现象。

★治疗时间宜在下午、傍晚或睡前，必要时配合心理治疗。
★生活起居应有规律，要保障睡眠时间，保证每天睡7～8小时。临睡前不吸烟、不喝茶及咖啡。
★保持心情舒畅，消除顾虑及紧张。适当加强体育锻炼，注意劳逸结合。
★如有时间，最好每天泡个热水澡，睡前用热水泡20～40分钟，这样有利于血液循环。
★避免在床上工作。

# 头痛

头痛是临床上常见的症状之一，其致病机理相当繁杂，如颅内外动脉的扩张、颅内痛觉敏感组织被牵引或移位、颅内外感觉敏感组织发生炎症、颅外肌肉的收缩等，其中有些原因是严重的致命疾患，对此必须给予足够的重视。

## ▶ 全身按摩

### 特效穴位

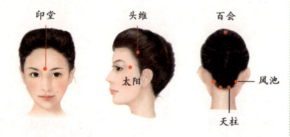

### 按摩方法

1. **揉太阳**：将双手掌根贴于太阳，双目自然闭合，作轻缓平和的揉动。

2. **拿风池**：用拇指与食指、中指按揉颈后肌肉近发际处的风池，手法采用一上一下、一紧一松拿捏，以颈部感酸胀为度，次数自定，不强求一律，左右手可以交替进行。本法能改善脑部血液循环，增强脑组织血液供应（见图1）。

3. **浴头**：头部有头维、百会等穴，经常浴头部各穴有健脑之功效。操作时将两手五指分开，由前发际分别向后发际抹动，如十指梳头状，手法轻重由个人自行掌握，一般以局部感到灼热舒适、不使头皮有痛感为度，次数根据病情而定。亦可用木梳代手指浴头。本法具有解除脑部血管痉挛、抽搐，使疼痛减轻之功效（见图2）。

4. **抹印堂**：将两手食指屈曲，拇指按在太阳上，以食指内侧屈曲面，由正中印堂沿眉毛向两侧分抹，双目自然闭合。手法以轻中有重为宜，次数为30次或适当增加，每日2次（见图3）。

5. **拿天柱**：以拇、食两指在颈后部斜方肌上方的天柱作拿捏动作，来回拿动各5～10次。每日早晚各一次。本法对高血压及颈椎痛引起的头痛都具有较好的缓解作用。

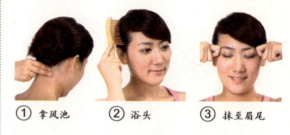

① 拿风池　② 浴头　③ 抹至眉尾

## ▶ 手足耳按摩

### 特效穴位

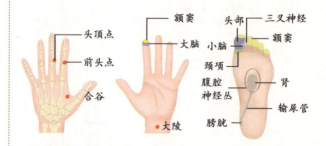

### 按摩方法

拿捏或点按手部的合谷，以有明显酸胀感为宜，对缓解头痛很有帮助。每次10～15次，每日2～3次。

# 困倦、易疲劳

现代生活节奏比较快，工作压力相对较大，许多人的体力、精力都长期处于透支状态，身体极易出现困倦状态，虽然这不属于一种病症，但却是亚健康的一种表现形式，需要引起人们的注意。倘若视而不见，久而久之就可能引起某些疾病，对身体造成伤害。

## ▶ 全身按摩

**特效穴位**

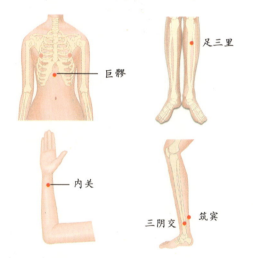

**按摩方法**

1. 用手指按压巨髎3分钟。按压这个穴位可以消除患者的下半身疲劳以及紧绷感（见图1）。
2. 患者仰卧，用双手拇指按压足三里、三阴交、筑宾（见图2）等穴各3分钟，直至患者有酸胀感。可以消除患者足部疲劳感以及全身的困倦。
3. 用双手手指指端按压天柱3分钟。可以缓解颈部的酸痛感（见图3。）

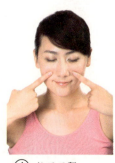
① 按压巨髎

4. 用双手沿着脊柱两侧，尤其是用力按压肾腧、志室，自上而下反复按摩5遍。

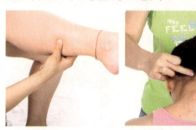
 ② 按压筑宾　　 ③ 按压天柱

## ▶ 手足耳按摩

**特效穴位**

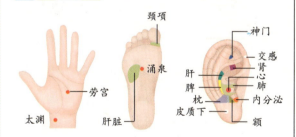

**按摩方法**

1. 用双手拇指用力按压足底涌泉5分钟。可以消除全身的疲劳感。
2. 用双手手指按压阳池或刺激合谷（见图4），各3分钟，感到酸胀为宜。

④ 刺激合谷

# 面神经麻痹

面神经麻痹是指面神经功能出现障碍,使面部表情肌群出现瘫痪,从而导致口眼歪斜,也叫"面瘫"。该病在春、秋两季多发。可发生于任何年龄,多数在20～40岁,男性较多。另外,小儿也会偶发此病。部分病人初起时有耳后、耳下及面部疼痛,还可出现患侧舌前三分之二味觉减退或消失、听觉过敏等症。

## ▶ 全身按摩

**特效穴位**

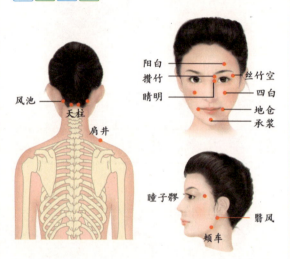

**按摩方法**

1. 患者仰卧,用双手掌于面部环转推托,自然推过下颌部、面颊部、额部,反复按摩10次。

2. 用手指上行揉患侧面颊,拇指、食指分揉上下眼眶,按揉睛明(见图1)、四白、瞳子髎、丝竹空、阳白、攒竹(见图2),各20次。

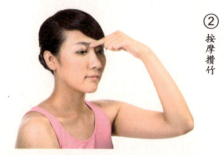

② 按摩攒竹

3. 将四指并拢或用手掌小鱼际快速搓擦患者面颊,以局部温热红润为度(见图3)。

4. 用拇指、食指捏拿咬肌,轻轻向前方牵拉,用力适度,2次为宜(见图4)。

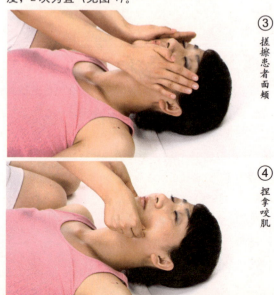

③ 搓擦患者面颊

④ 捏拿咬肌

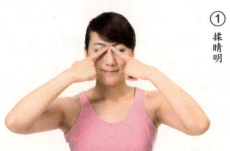

① 揉睛明

5.拇指、食指分别向上方快速拿捏地仓、颧髎、瞳子髎三穴，每穴3~5次。

6.用拇、食指捏拿、捻转患侧面肌，自上而下捏拿三遍，并用拇指固定食、中、无名三指猛力弹出，以指端依次弹击面颊（见图5）。

7.以食指按压在患侧迎香上，并揉动1分钟，使该处产生酸胀感。

8.最后，一手食指上取人中，另一手食指下取承浆（见图6），点揉翳风、颧髎、瞳子髎、颊车、地仓，捏肩井，时间约为10分钟。

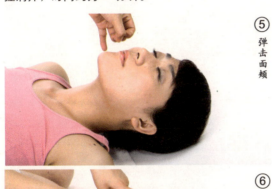

⑤ 弹击面颊

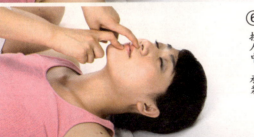

⑥ 按人中、承浆

9.患者坐位，用指端按压、推拿双侧天柱，使之产生明显的酸胀感，时间为1分钟（见图7）。

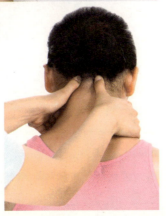

⑦ 推拿天柱

## 手足耳按摩

### 特效穴位

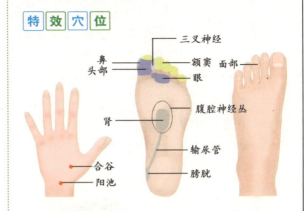

### 按摩方法

1.用单拇指分别按摩上肢前臂阳明经路线，以对侧为主，按压合谷、阳池。反复20次。

2.单食指扣拳法扣压头部反射区50次（见图8）。

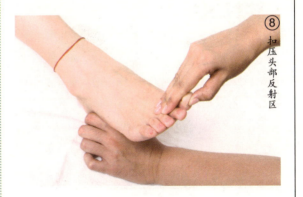

⑧ 扣压头部反射区

## 贴心小叮咛

**注意事项**

★手法宜轻柔，在运用推揉搓擦及揪捏法时，需注意避免损伤颜面部皮肤。

★头面部要注意保暖，避免风寒侵袭，冬季外出应戴口罩。

★治疗期间宜用温水洗脸，热毛巾敷患侧颜面。

★注意血压变化，防止脑血管疾病。

## 感觉系统不适

### 耳鸣

耳鸣为耳科疾病中常见症状。中医认为，耳鸣多为暴怒、惊恐、肝胆风火上逆，以至少阳经气闭阻所致，成因外感风邪、壅渴清窍，或肾气虚弱、精气不能上达于耳而成，有时还耳内作痛。穴位按摩不失为一种非常有效的治疗方法。

### ▶ 全身按摩

**特效穴位**

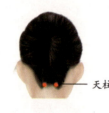
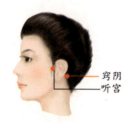

天柱　窍阴　听宫

**按摩方法**

1. 以双手推听宫20次（见右图）。
2. 将一手中指和拇指指腹放在对侧的外关上，两指合用力按压1分钟，双手交替进行。

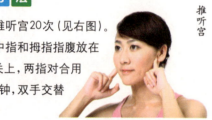

推听宫

### ▶ 手足耳按摩

**特效穴位**

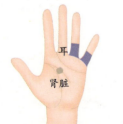

耳　肾脏

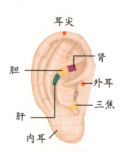

耳尖　胆　肾　外耳　三焦　肝　内耳

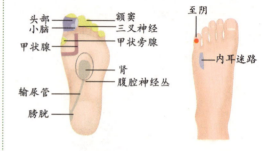

头部　额窦　小脑　三叉神经　甲状腺　甲状旁腺　肾　腹腔神经丛　输尿管　膀胱　至阴　内耳迷路

**按摩方法**

1. 用拇指和食指依次揉搓无名指、小指3～5分钟。揉搓时用力宜轻柔，动作宜和缓、协调、有规律。小指和无名指的指根为耳反射区，经常按摩可以使听觉更加灵敏；而且还有助于失聪的耳朵恢复听觉。
2. 用拇指指腹按揉手部的肾反射区3～5分钟。
3. 用双手的小鱼际快速地在耳屏前做先后的擦法，手法轻柔，以透热为度。按摩耳屏可以调理气血、开九窍、益五脏，因此可用于治疗各种耳鸣以及听觉障碍。
4. 至阴是消除耳鸣的特效穴位。治疗耳鸣可以用拇指端点按，也可以用艾灸的方法，每次灸3～5分钟，每日3次。如果同时配合揉按足临泣和足窍阴则效果更加显著。
5. 劳宫是医治人体心病的主要穴位之一，有清心泻火的作用，按摩此处对治疗耳鸣有很好的辅助作用。

# 晕车

很多人乘坐交通工具时，会出现头晕、头痛、面色苍白、全身无力，甚至恶心、呕吐等症状，这是晕车的表现。中医认为，这是人体在乘车时身体经受振动、摇晃的刺激，内耳迷路不能很好地适应和调节机体平衡，导致交感神经兴奋性增强造成的神经功能紊乱，引起各种不适症状。

## ▶ 全身按摩

**特效穴位**

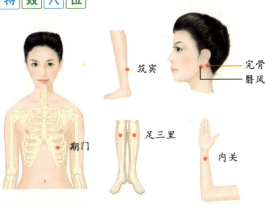

**按摩方法**

1. 如果患者感到恶心或发生呕吐现象，可以持续按压期门以及周围的部分。
2. 坐车前用力按压筑宾5分钟左右，可以预防晕车。
3. 用掌摩法在关元处，顺时针、逆时针各按摩30次。
4. 用拇指按揉内关1分钟（见图1）。

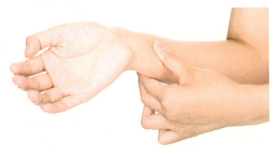

① 按揉内关

## ▶ 手足耳按摩

5. 晕车如果伴有耳鸣，可用力按压翳风、完骨，能迅速缓解耳鸣症状。
6. 按揉足三里1~2分钟，以有微微酸胀感为宜。

**特效穴位**

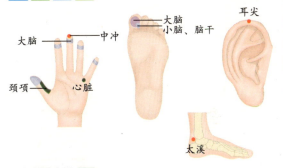

**按摩方法**

1. 用较重的手法掐中冲，或用硬物（如发夹）捻按中冲约10秒钟，注意不要掐破皮肤（见图2）。
2. 按太溪1~2分钟，以微微酸胀为宜（见图3）。

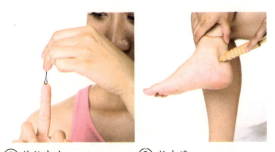

② 捻按中冲　　③ 按太溪

## 运动系统不适

# 小腿抽筋

小腿突然抽筋，会产生激烈疼痛与肌肉痉挛、僵直。长时间坐着而突然站起来时或者游泳时，较易发生小腿抽筋。此时，适当按摩能很快缓解抽筋症状，而且效果十分理想。

### ▶ 全身按摩

**特效穴位**

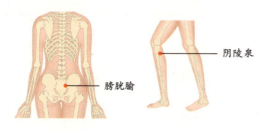

**按摩方法**

1. 患者俯卧，拇指用力按压、揉捏膀胱腧3分钟，直至患者产生酸胀为宜。
2. 用拇指指端用力按压足三里、阴陵泉（见图1），各3分钟，直至患者感到酸胀为宜。
3. 用拇指指端用力按压承筋（见图2），力度较大，3分钟左右。但切记，一定要等小腿抽筋稍微缓解以后再按压。
4. 手掌握拳，如果小腿抽筋比较急，则用力击打小腿肚中央，可以迅速缓解症状。

### ▶ 手足耳按摩

**特效穴位**

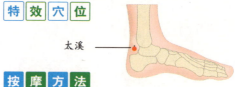

**按摩方法**

1. 用双手手指端按压太溪3分钟。
2. 改卧为坐，伸直抽筋的腿，用手紧握前脚掌，向外侧旋转抽筋那条腿的踝关节。旋转时动作要连贯，一口气转完一周，中间不能停顿。旋转时，如是左腿，按逆时针方向；如是右腿，按顺时针方向。需注意的是，旋转时足向外侧扳，紧跟着折向大腿方向，尤其要用力，脚掌上翘到最大限度（见图3-1、图3-2、图3-3）。

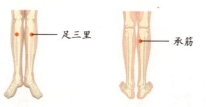

① 按压阴陵泉　② 指压承筋

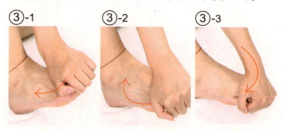

紧握前脚掌旋转一周

# 落枕

落枕是指睡眠时头落于枕下所致的疾病。多是在睡前无任何症状,睡醒后出现急性颈部肌肉痉挛、强直、酸胀、疼痛及转头不便等。较轻的症状患者多可不治而愈;但如果情况严重,那么疼痛就会向头部和四肢放射,甚至可延续几周才能痊愈。一般性的落枕只是单纯性的肌肉痉挛,但是如果经常性发作,就可能是颈椎病。

## ▶ 全身按摩

### 特效穴位

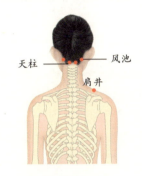

### 按摩方法

● 他人辅助按摩

1. 用手按压、拿捏肩井30次(见图1),然后用食指、中指、无名指从颈部正中的颈椎棘突侧到两侧颈部肌肉上,从上至下按压、刮擦此处20次。
2. 如果患者情况比较严重,头颈部无法转动,这时按压天柱(见图2)能迅速缓解疼痛。
3. 按住两侧的风池进行揉捏,直至患者感觉到酸胀。在按摩过程中,患者可稍稍转动头颈。
4. 用拇指用力在患者天容上揉、按、捏,直至感觉到肩背酸胀、上肢发软无力。在按摩过程中,患者可稍稍转动头颈。
5. 用揉、按法使患者颈肩部放松。按摩时可从上到下、从中央到两边,力度逐渐变大。
6. 用力按压颈肩部最疼痛的部位,力度由小变大,以患者所能忍受的程度为宜。
7. 轻轻提拉头颈,慢慢地左右转动头部,适应性地逐渐加快转动频率,左右缓慢运行15次(见图3-1、图3-2)。
8. 摩擦颈部,直至产生灼热感。

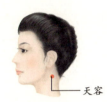
② 按压天柱

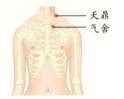

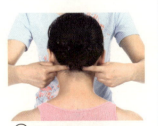
③-1 提拉头颈

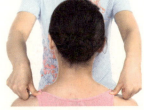
① 按压肩井

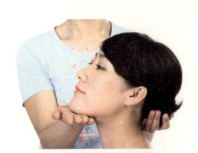

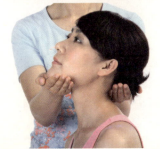
③-2 慢慢左右转动头部

缓解常见不适的按摩

第四章

● **自我按摩**

1. 两手交叉放在颈后,用手掌揉、擦颈项两旁10次,直至自己感觉到微微灼热为宜(见图4)。

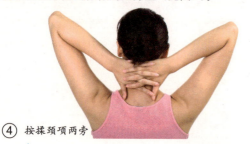

④ 按揉颈项两旁

2. 将手握成拳,轻轻捶打对侧的肩膀。
3. 用手掌侧面轻轻擦、刮颈项及肩井部,左右各3分钟(见图5)。
4. 按摩后,慢慢转动颈部,以自己所能忍受的最大疼痛为宜。
5. 用手指按揉外关1分钟(见图6)。

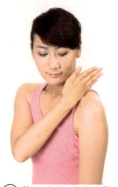

⑤ 擦、刮颈项及肩井部

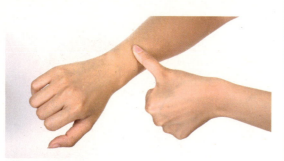

⑥ 按揉外关

**贴|心|小|叮|咛**

**落枕的注意事项**

★注意睡眠姿势,枕头高度一定要适宜。一般来说,侧卧时,枕头的高度不应该超过本人的肩部宽度;平躺时枕高更应该低些。睡眠时要全身放松,舒展自如。

★注意防风,千万不要当风而睡。洗澡后不要立即用电风扇吹颈、背、肩等部位。
★落枕后,可以取一些能产生热度的辅助用品放在颈部。

**舒缓落枕的运动妙方**

　　可做些小伸展运动,促进血液循环,不动反而会使肩颈更僵硬。但动作要慢,以免让症状更严重。
1. 身体采正坐姿势,双眼向前平视。
2. 头颈向右侧屈,右耳尽量向右肩靠近。
3. 慢慢还原至原来姿势,换向左侧屈,各做3次。

## ▶ 手足耳按摩

**特 效 穴 位**

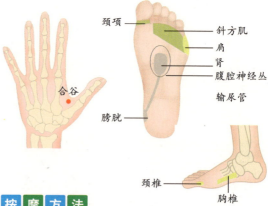

**按 摩 方 法**

用力按住双手的合谷,按压1分钟,力度一定要大。按压时,患者要转动颈部进行配合。直至颈部疼痛稍有缓解(见图7)。

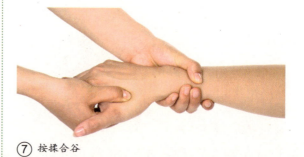

⑦ 按揉合谷

# 闪腰

抬高重物或无意中弯腰时,极容易闪腰。闪腰也就是说腰部突然发生激烈疼痛,有时严重到无法活动,也称为急性腰痛。遇到这种情况时不要惊慌,合理运用以下的按摩方法就能起到很好的消除痉挛、缓解疼痛的作用。

## ▶ 全身按摩

**特效穴位**

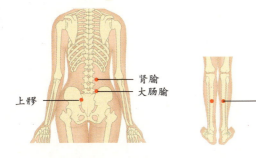

**按摩方法**

1. 患者俯卧,双手拇指用力按压肾腧(见图1)、大肠腧,各50次,可缓解腰部紧张。
2. 用手指压在患者腰部,力度较重。按压此处能缓解腰部紧张,并可促进血液循环。
3. 患者俯卧,拇指稍微用力指压患者小腿肚上的承山,反复10次。但是要注意保持患者腰部不要着凉(见图2)。
4. 患者俯卧,用拇指用力按压上髎,而且一定要扩大范围,加大按摩上髎周围的区域。此按摩方法能预防疾病的恶化(见图3)。
5. 患者仰卧,用拇指用力按压关元30次,直至患者感到酸胀为宜。

① 按压肾腧　② 按压承山

③ 按揉上髎

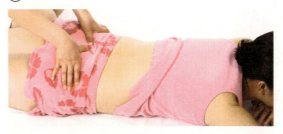

## ▶ 手足耳按摩

**特效穴位**

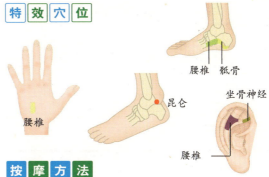

**按摩方法**

1. 捏指法推压脚内侧腰椎、骶骨反射区50次(见图4)。
2. 一只手握住患者脚部,用手指按压解溪10次。疾病发生时,迅速按压此穴,能缓解疼痛。

④ 按压腰椎、骶骨反射区

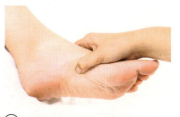

# 腕关节损伤

腕部关节复杂，关节多，骨块多，韧带多，有丰富的血管、肌腱和神经。由于手腕活动度大，常用力，所以损伤的机会较多。腕部损伤大多由直接或间接的外部冲击力引起，也有可能是因为腕关节长期反复操劳积累或超负荷劳累所致。

## ▶ 全身按摩

**特效穴位**

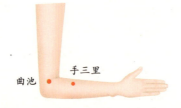

曲池　手三里

**按摩方法**

按摩者一手固定患者手臂，一手用拇指按压患者手三里3分钟，以有酸胀感为宜（见图1）。

## ▶ 手足耳按摩

**特效穴位**

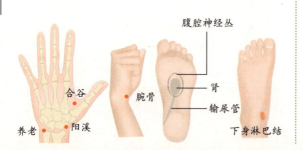

合谷　腕骨　腹腔神经丛　肾　输尿管　下身淋巴结　养老　阳溪

**按摩方法**

1. 患者坐位，用拇指指腹按揉患侧阳溪、阳池（见图2）、合谷、腕骨（见图3）、养老（见图4），各1分钟，直至患者感到酸胀。
2. 患者坐位，一手将患肢固定，一手摩擦患部2分钟，直至感到温热为宜。
3. 患者坐位，将手腕放松，以拇指按压患者腕关节背侧，其余四指握住腕部进行牵引3分钟。
4. 患者坐位，按摩者站于被按摩者背后，用一手固定患侧手臂，一置于腕关节周围，用拇指和其余四指进行圈状按摩，揉捏3分钟。
5. 患者坐位，按摩者立于被按摩者旁，用一手固定患侧手臂，另一手自肩部向掌指尖进行摩擦，直至患者感到温热为宜。

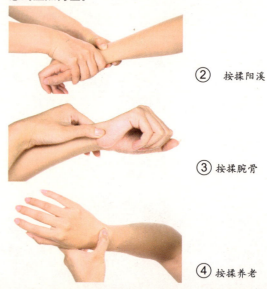

① 按压手三里
② 按揉阳溪
③ 按揉腕骨
④ 按揉养老

## 足跟痛

足跟痛是急慢性损伤所引起的跟骨下滑囊炎、跟骨腱炎或跟骨骨刺而导致的足跟底部局限性疼痛，临床上40~60岁的中老年人者较多见。本病可由行走时足踩高低不平的路面、用力过猛、足跟冲击伤而致，但多数无外伤史，这与一些中老年患者长期负重行走，跖骨下软组织受挤压损伤，炎症刺激物刺激末梢神经而产生疼痛有关。

### ▶ 全身按摩

**特效穴位**

三阴交

**按摩方法**

1. 按摩者用力沿着患侧小腿腓肠肌到足跟处进行反复按摩，揉捏20次（见图1）。
2. 用拇指指端用力按压患者三阴交3分钟，以有酸胀感为宜。

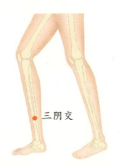
① 按摩腓肠肌到足跟部位

### ▶ 手足耳按摩

**特效穴位**

太溪、尾椎、中封、颈椎、照海、胸椎、腰椎、申脉

垂体、胃、十二指肠、输尿管、膀胱、肾上腺、脾、肾、生殖腺

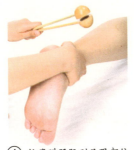
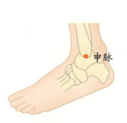
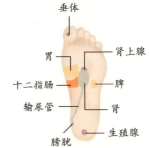

**按摩方法**

1. 按摩者用拇指指腹从患足跟向脚心涌泉按摩5遍，重点按摩申脉（见图2）、照海、太溪，以有酸胀感为宜。
2. 患者俯卧，足底向上，按摩者用拇指用力按压足跟部的疼痛点，然后揉搓全脚心（见图3），直至患者感到温热为宜。
3. 患者俯卧位，按摩者用手指指端用力沿着跟腱到足底揉、压，力度较重，上下反复10次。
4. 一手固定患者脚踝，一手用掌根由轻而重击打疼痛点，然后用掌心摩擦足跟部，直至皮肤发红。
5. 患者坐位，用手指指端用力按压太溪2分钟，以有酸胀感为宜。

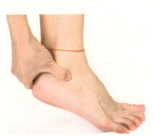
② 按摩申脉

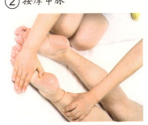
③ 揉搓全脚心

缓解常见不适的按摩

第四章

# 网球肘

在网球打出扣球等动作时,会感到有从肘至手腕的疼痛,这种症状就被称为网球肘,它的医学名称为肱骨外上髁炎。家庭主妇、砖瓦工、木工等长期反复用力做肘部活动者易患此病。

## ▶ 全身按摩

**特效穴位**

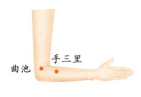
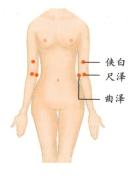

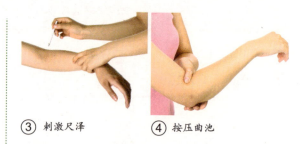

③ 刺激尺泽　　④ 按压曲池

## ▶ 手足耳按摩

**特效穴位**

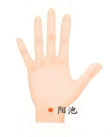
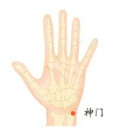

**按摩方法**

按摩神门2分钟,以感到酸胀为宜。

**按摩方法**

1. 患者坐好,肘关节自然屈曲,用拇指点按、揉捏疼痛部位(见图1)。
2. 点按手三里(见图2),然后再局部轻揉。
3. 用揉捏法在患处从腕部到肘部做揉捏5~10遍,用推法在前臂从腕部推到肘部,反复按摩10遍。
4. 患处肘关节握拳内旋,从腕部到肘部做揉捏动作5~10遍,按压结束后,轻轻揉搓。
5. 在肘关节外侧的疼痛点做捏、点压法5次。
6. 用力按压患者侠白、尺泽(见图3)、曲泽,各5分钟,直至患者感到酸胀。
7. 自上而下揉捏手臂10次,能缓解局部疼痛。
8. 用手指指腹按压、摩擦曲池(见图4)。

## 贴心小叮咛

★ 用桉树精油或薰衣草精油按摩关节。
★ 若无持续痛感,可抬高上肢以减轻炎症。
★ 冷热敷交替进行可加速血液循环,有辅助治疗效果。
★ 疼痛持续超过一周后,慢性肌腱炎可引起肘部永久性功能丧失。
★ 网球肘很少引起肿胀,因此,如果肘关节开始肿胀,那么可能是患有关节炎、痛风、感染或肿瘤等疾病。

① 点按、揉捏疼痛部位　　② 点按手三里

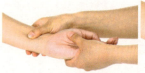
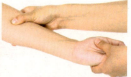

## 其他常见不适

### 恶心、呕吐

引起恶心、呕吐的原因很多,轻者可能是由精神压力过大、吃的过多引起,重者可能是脑部病变、眼底病变、胃肠疾病、肾脏疾病等引起,种类繁多而且复杂。对于生理性的恶心、呕吐可以用按摩的方法来解决,但对于病理性的恶心、呕吐应该到医院诊治。

### ▶ 全身按摩

**特效穴位**

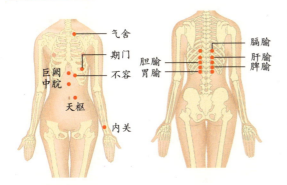

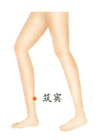

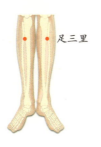

**按摩方法**

1. 患者仰卧,按摩者双手重叠,从患者的心窝部向巨阙进行按摩,反复摩擦5分钟(见图1)。
2. 用拇指指腹按压中脘3分钟,直至患者有酸胀感为宜(见图2)。
3. 患者仰卧,用双手拇指按压足三里、筑宾,各3分钟,直至患者有酸胀感。
4. 恶心时,还可按摩手腕中央朝手肘方向三横指处的内关,并配合足三里进行治疗。这样可使人体经络的气血充盈、通畅,这样上下配合,对缓解恶心、呕吐的症状有更好的效果(见下页图3)。

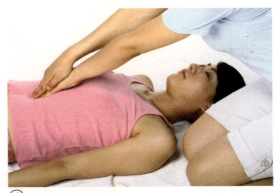

① 从心窝按摩至巨阙

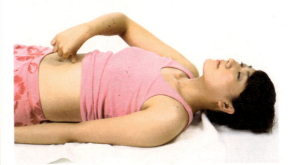

② 按压中脘

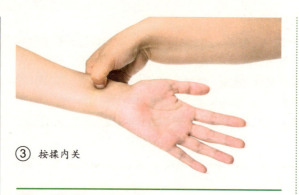

③ 按揉内关

## ▶ 手足耳按摩

**特 效 穴 位**

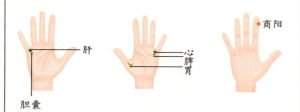

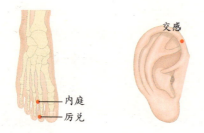

**按 摩 方 法**

1. 对于暴饮暴食引起的恶心、呕吐最有效的是刺激商阳，用牙签做7～10次重刺激，难受的感觉会有所缓解。食指尖端的商阳是手阳明大肠经的穴位，此穴有开窍、泻热、利咽喉的作用。经常按摩商阳，还可强精壮阳，推迟衰老。

2. 重摩掌心，重推手背学骨间隙。掌心和掌骨间隙分布着与人体脏腑、器官相对应的反射区，如心、脾、

肝、胆囊等，经常按摩这些部位，可以宽胸理气、疏肝健脾、和胃安中，因此对各种原因引起的恶心、呕吐都有一定的效果。

3. 一手持按摩棒对准耳部交感，另一手的拇指和食指扶住耳廓，一压一松点按交感，每次1分钟，每日1次。交感有调节植物神经的功能，对内脏有镇痛、解痉作用，对血管有舒张调节作用。

4. 食物中毒引起的恶心，等患者呕吐完后在内庭用艾灸的方法，灸7～15分钟，或用牙签刺激会收到良好的恢复效果。内庭穴能调理胃肠、清热镇痛，治疗胃肠部疾病反应快而效果好。

5. 若是消化不良或压力引起的恶心，可用发夹或牙签刺激厉兑7～10次，恶心难受就会减轻许多，对有早孕反应的孕妇也同样有效。刺激厉兑可理气和胃，因此对恶心有较好的治疗效果。

6. 按揉中魁（见图4）、脾胃反射区各3分钟。

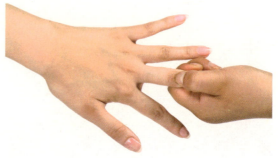

④ 按揉中魁

## 贴 心 小 叮 咛

**恶心虽小，隐患不可小视**

恶心、呕吐是一种常见症状，但是这种症状之下所预示的疾病却是多种多样的。肠胃不适、咽炎以及五脏六腑的重大病变都可能引起恶心、呕吐，所以，当出现这种症状时应当有所警惕。若是出现其他并发的症状时，应及早到医院检查治疗，以免延误病情。

# 烧心

烧心一般在进餐后或卧位时发生。烧心主要是由于胃酸反流到食管而引起的不适。偶尔的烧心并不危险,如果经常有烧心感,说明胃酸长期在侵蚀食管,可导致食管充血、水肿、严重时可出现食管溃疡。因此,在烧心长时间不能改善时,要及时就医治疗。

## ▶ 全身按摩

**特效穴位**

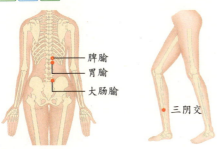

脾俞、胃俞、大肠俞、三阴交

**按摩方法**

1. 用双手手指点压脾俞3分钟(见图1)。
2. 用一侧手拇指指腹(也可以用稍硬的棒状物)揉捻对侧三阴交,以有酸胀感为宜(见图2)。

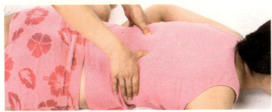

① 点压脾俞

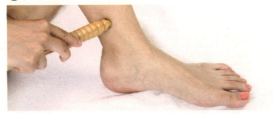

② 揉捻三阴交

## ▶ 手足耳按摩

**特效穴位**

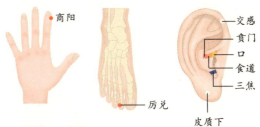

商阳、厉兑、交感、贲门、口、食道、三焦、皮质下

**按摩方法**

1. 点按手部的商阳2~3分钟(见图3),对消化不良引起的烧心有显著作用。艾灸刺激效果会更好。
2. 每晚睡前敲击足底,每足分别敲约百次,可调节脏腑内分泌。
3. 空腹时,或饭后1~2小时发生烧心感,艾灸刺激脚部的厉兑,可以收到立竿见影的效果。
4. 用拇指和食指揉摩第二趾3~5分钟,可以调节胃功能,起到缓解烧心症状的作用。
5. 用医用酒精棉球对所选穴位处进行消毒,然后用0.5厘米见方的医用胶布,将中药王不留行1粒压贴于食道、口、交感、贲门、三焦、皮质下等耳穴上。边贴边按摩,每日按压3~5次,3天更换一次贴敷物,7日为一个疗程。

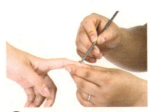

③ 点按商阳

# 胸闷

胸闷是一种主观感觉身体器官功能紊乱的表现，表现为呼吸费力或气不够用。轻者若无其事，重者则觉得难受，似乎被石头压住胸膛，甚至发生呼吸困难，经过短时间的休息、开窗通风或到室外呼吸新鲜空气、思想放松、调节情绪，很快就能恢复正常。

## ▶ 全身按摩

**特效穴位**

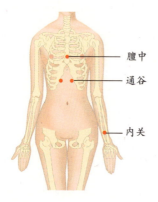

膻中
通谷
内关

**按摩方法**

1. 按揉膻中，左右手各20次（见图1）。
2. 用拇指按揉内关1分钟（见图2）。

① 按揉膻中

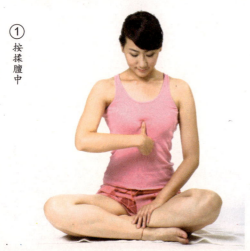

② 按揉内关

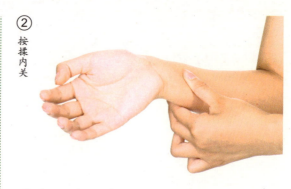

### 贴心小叮咛

**胸闷食疗方**

材料：木耳少许，佛手适量，薏仁1大匙，猪瘦肉50克

调料：盐、味精各适量

做法：1.将猪肉洗净切丝，木耳泡开后撕小朵，佛手洗净切小丁。

2.将处理好的所有材料一同放入锅中，加适量清水煮成粥。

3.粥熟透后，加盐、味精调味即可。

功效：此方可用于酒后胸中闷痛、身重乏力、肢体困重、心悸易麻等症状。

## ▶ 手足耳按摩

**特效穴位**

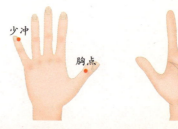

少冲
中冲
胸点
神门

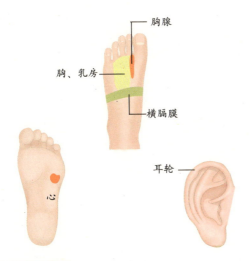

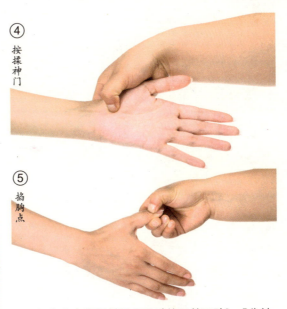

## 按摩方法

1. 用较重的手法掐中冲，或用硬物（如发夹）捻按中冲约10秒钟，注意不要掐破皮肤。中冲有开窍、清心、泄热的功效，为人体保健养生的常用穴之一，刺激中冲对于缓解胸闷有非常好的效果（见图3）。

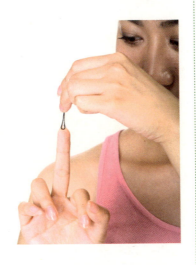

2. 再配合按摩心经上的重要穴位神门7~15次。神门是手太阴心经上的重要穴位之一，有镇静安神、益心气、通经络的作用。将中冲与神门配合按摩，可以调节心脏及循环器官的功能（见图4）。

3. 掐胸点1分钟（见图5）。

4. 用拇指和食指揉搓胆经通过的足第四趾3~5分钟，对缓解胸闷有一定的作用。经常按摩足少阳胆经可以宽胸止痛、消肿通经。

5. 用拇指指腹推揉脚部的心反射区2~3分钟。推揉心反射区能促进微循环，稳定情绪，可以使交感神经中枢的兴奋和抑制得到平衡，可以较好地缓解胸闷症状。

6. 用拇指指腹推揉脚部的胸、乳房、胸腺、横膈膜等反射区，每区2~3分钟。可以调节胸腔横膈膜的位置，使呼吸顺畅，缓解胸闷症状。

7. 双手握成空拳，用拇指和食指沿耳轮上下来回推摩，直至耳廓发红发热。每日3~5次。按摩耳轮可以治疗胸闷、心悸、头痛、眩晕等病症，有健脑、聪耳、明目、补肾、健身的作用。

## 贴心小叮咛

### 准备急救的药物

胸闷、胸痛有危及生命的可能，所以症状出现时，优先考虑心肺问题。如果家中有心脏病病人，一定要准备急救的药物。在胸闷、胸痛的初期可试服小剂量镇痛剂和止痛剂。心绞痛发作时应立即将备用的硝酸甘油放在舌下含服，1~3分钟后如果症状没有缓解，应立即就医。

# Part 5 调理慢性病的按摩

慢性支气管炎

消化性溃疡

神经衰弱

湿疹、荨麻疹

腰椎骨质增生

……

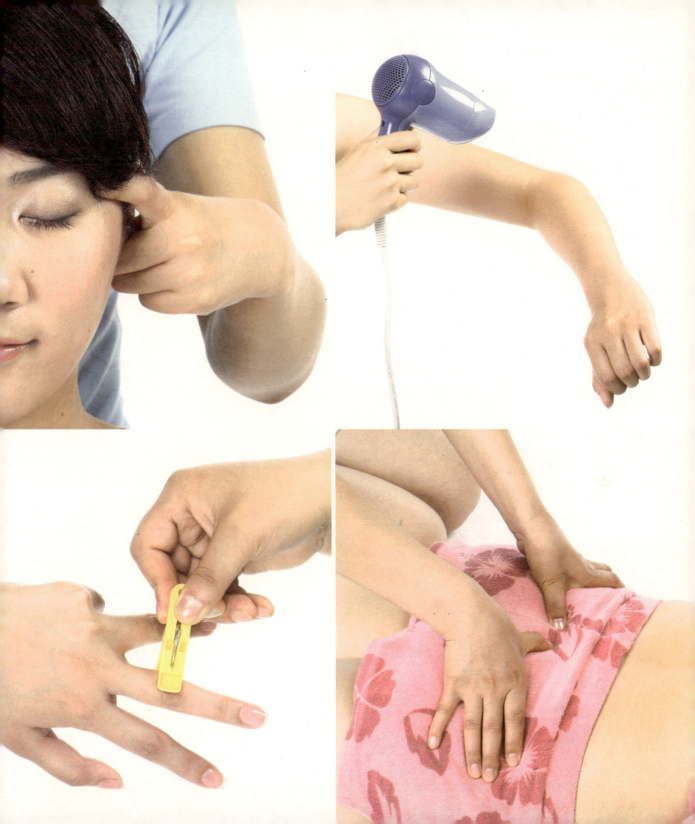

## 呼吸系统疾病

# 慢性支气管炎

慢性支气管炎俗称"慢支炎",是气管、支气管黏膜及其周围组织的慢性非特异性炎症。主要表现为长期咳嗽、咯痰,时而伴有喘息的症状。中医认为,引起慢性支气管炎的病因以肺、脾、肾三脏亏虚为本,感受风寒湿邪为标,另外,还与肺、肝实热有关。

## ▶ 全身按摩

**特效穴位**

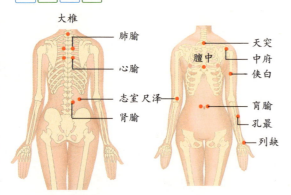

大椎、肺俞、心俞、志室、尺泽、肾俞、天突、膻中、中府、侠白、肓俞、孔最、列缺

**按摩方法**

● 他人辅助按摩

1. 患者仰卧位,按摩者双手摩擦生热后,用手掌掌心摩擦上肢40次,力度适中。
2. 用拇指或中指指腹用力按摩天突、中府、膻中(见图1),各2分钟。
3. 双手分开成爪形,用力于胸部,顺着肋骨的走向上下摩擦40次,直至患者感到微热为宜(见图2)。
4. 患者俯卧位,按摩者用手掌掌心按、揉背部,直至患者感到微热为宜。
5. 用拇指指腹端按压大椎50次,直至患者感到酸胀(见图3)。
6. 用手指用力揉、压患者的颈项部,由上而下反复按摩20次,尽量扩大按摩范围。
7. 点按风池20次,直到患者感觉有明显的酸胀感。

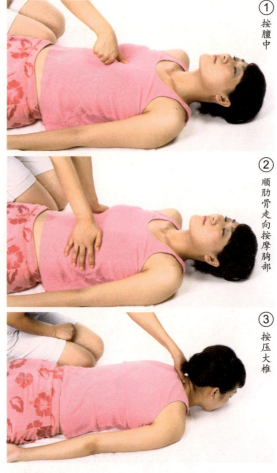

① 按膻中
② 顺肋骨走向按摩胸部
③ 按压大椎

● 自我按摩

1. 取坐位,腰微挺直,双脚平放与肩同宽,右手掌心

与左手背重叠,轻轻放在小腹部,双目平视、微闭,呼吸调匀,全身放松,静坐2分钟(见图4)。

2.用拇指指腹放在对侧中府上,适当用力按揉1分钟,以有酸胀感为佳。

3.上肢绕过肩后,将中指指腹放在同侧肺腧穴上,适当点揉1分钟。以有酸胀感为佳。

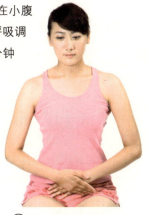
④ 静坐,双手放于小腹部

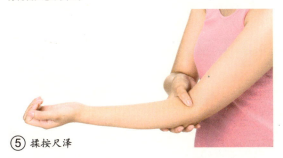
⑤ 揉按尺泽

4.右手手掌放在膻中,适当用力按揉2分钟。

5.拇指放在对侧尺泽上,其余四指环抱肘后,适当用力揉按2分钟,以有酸胀感为佳。双手交替进行(见图5)。

6.拇指指腹按在对侧列缺上,其余四指附在腕对侧,适当用力揉按2分钟。两手交替进行。

7.左手掌心叠放在右手背上,右手掌心放在上腹部,适当用力作顺时针环形摩动2分钟。以上腹部发热为佳。

8.双手四指并拢,分别放在同侧剑突旁,沿肋分推1~3分钟。

9.双手握拳,将拳背第二、三掌指关节放于脾腧、胃腧上,适当用力揉按2分钟。

10.两手叉腰,将拇指按在同侧肾腧,其余四指附在腰部,适当用力揉按2分钟。

以上方法,无论是他人按摩还是自我按摩,每日早晚各做1次。同时还应戒烟戒酒,少食辛辣油腻之品,保持心情舒畅,适当参加体育锻炼。急性发作期要及时进行抗感染治疗。

## 手足耳按摩

**特效穴位**

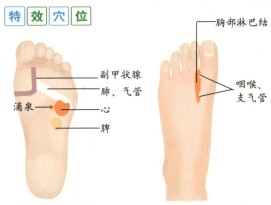

**按摩方法**

1.下肢平放在对侧膝上,用手掌心按涌泉,反复搓擦1分钟,以足心发热为佳。双下肢交替进行。

2.单食指扣拳法推压肺、支气管反射区(见图6)50次;捏指法按揉气管、咽喉等反射区各50次;扣指法按揉副甲状腺反射区30次;单食指刮压法刮压胸部淋巴结反射区30次(见图7);单食指扣拳法按揉心、脾等反射区各30次。

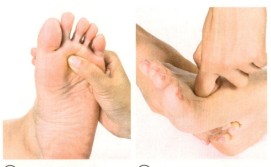
⑥ 推压支气管反射区　⑦ 扣压胸部淋巴反射区

# 慢性咽炎

慢性咽炎是一种常见病，为慢性感染所引起的弥漫性咽部病变，主要是咽部黏膜炎症。本病多发于成年人，主要病因有屡发急性咽炎、长期受粉尘或有害气体刺激、烟酒过度或其他不良生活习惯、过敏体质或身体抵抗力减低等。慢性咽炎也可以是某些全身性疾病的局部表现，如贫血、糖尿病、肝硬化及慢性肾炎等。

## ▶ 全身按摩

**特效穴位**

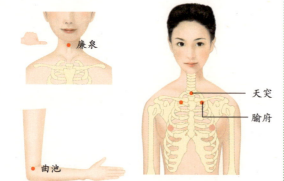

廉泉　天突　璇玑　曲池

**按摩方法**

1. 将食指、中指、无名指三指并拢，沿前臂背侧反复上下推拿数次。再应用上述方法指压按摩曲池。再用除拇指外的其他四指反复推拿上臂数次。再用中指腹轻用力旋转按摩廉泉。然后以另侧手手指用上述方法指压与按摩推拿对侧手和手臂等各穴位。每穴用力中等均匀，动作柔和、缓慢，一天两次。

2. 取正坐位，将下颌部轻轻高抬，用右手中指指腹缓慢地、轻轻用力而又均匀地压迫天突约1分钟（有不舒适感觉时可随时抬手去除压迫），再顺时针方向旋转按摩36次，再逆时针方向旋转按摩36次。用同样方法指压、按摩璇玑，最好每日早晚各一次。按摩以后就会感到咽部舒适、轻快，通气畅通，呼吸爽快自由。

## ▶ 手足耳按摩

**特效穴位**

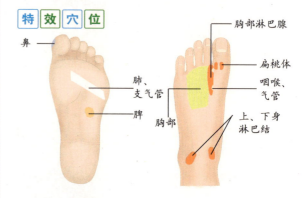

鼻　肺、支气管　脾　胸部　胸部淋巴腺　扁桃体　咽喉、气管　上、下身淋巴结

**按摩方法**

单食指扣拳法推压肺（见图1）、支气管反射区50次（见图2）；扣指法推压鼻、咽喉、气管等反射区各50次；双拇指扣指法点按扁桃体50次；双拇指捏指法推压胸部反射区30次；双拇指捏指法按揉上、下身淋巴反射区50次；单食指刮压法刮压胸部淋巴结反射区30次。

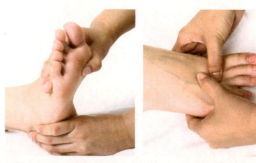

① 推压肺反射区　② 推压咽喉、气管反射区

# 急性上呼吸道感染

急性上呼吸道感染是由多种病毒或细菌引起的鼻、咽或喉部的急性炎症,包括普通感冒和流行性感冒。普通感冒是由腺病毒等多种病毒引起的,主要通过飞沫进行传播。流感是由流行性感冒病毒引起的急性呼吸道传染病,发病率高,流行过程短并多次反复。

## ▶ 全身按摩

**特效穴位**

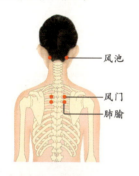
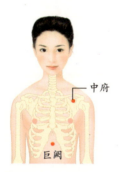

风池、风门、肺俞、中府、巨阙

**按摩方法**

1. 取坐姿,用除拇指以外的四指按对侧风门,以"1、2、3、4、5"的节奏做大范围环形按揉,反复做5~6次。另一侧也按相同方法进行。
2. 取坐姿,两手中指分别按同侧的中府。吸气时默念"1、2、3",挺胸,用力按压穴位;呼气时默念"4、5、6",放松,复位。做5~6次。
3. 坐椅子上,两手中指叠放在一起按巨阙,呼气时默念"1、2、3",上身前屈,用力按压穴位;吸气时默念"4、5、6",放松,复位。做5~6次。

### 贴心小叮咛

增强自身抗病能力是预防急性上呼吸道感染的重要措施,如坚持进行有规律的适合个人身体状况的锻炼或冷水浴,能提高机体预防疾病的能力及对寒冷的适应能力。

## ▶ 手足耳按摩

**特效穴位**

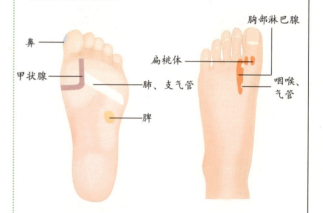

鼻、甲状腺、胸部淋巴腺、扁桃体、肺、支气管、脾、咽喉、气管

**按摩方法**

扣指法按鼻反射区50次(见图1);食指扣拳法扣压肺(见图2)、支气管、甲状腺等反射区各50次;单食指刮压法刮压胸部淋巴腺反射区30次;扣指法重刺激气管、咽喉、扁桃体等反射区各50次。

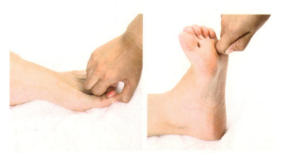

① 按鼻反射区    ② 扣压肺反射区

# 慢性鼻炎

慢性鼻炎主要是指鼻腔和黏膜下层的慢性炎症。日常生活中长时间呼吸不干净的空气是引起慢性鼻炎的重要原因。而患感冒、贫血、糖尿病、风湿病、便秘等疾病，也会引起鼻腔血管长期淤血扩张而造成慢性鼻炎。

## 全身按摩

**特效穴位**

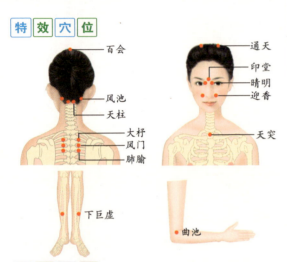

**按摩方法**

### ● 他人辅助按摩

1. 双手手指指端用力从印堂向前额正中直至太阳按推，反复10次（见图1-1、图1-2）。
2. 从印堂开始，沿鼻梁两侧到迎香，往返推摩10次（见图2-1、图2-2）。

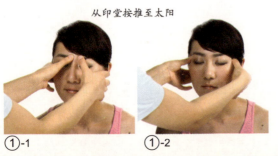

①-1　　①-2
从印堂按推至太阳

3. 用拇指端按压攒竹、鱼腰、太阳、四白、迎香，各3分钟。
4. 用中指侧面摩擦鼻翼两侧，上下反复10次。
5. 用拇指指端按压曲池3分钟。
6. 用力拿捏患者风池及颈项部肌肉2分钟。
7. 用力按压风池、大椎、肩井、肺腧各3分钟。

从印堂推摩至迎香

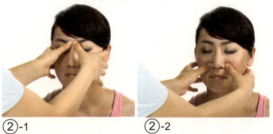

②-1　　②-2

### ● 自我按摩

1. 揉捏鼻部：用手指在鼻部两侧自上而下反复揉捏5分钟，然后轻轻点按迎香1分钟（见图3-1、3-2）。
2. 推按经穴：拇指交替推印堂50次，用手的大鱼际从前额分别推抹到两侧太阳处1分钟，按揉中府、尺泽、合谷各1分钟，最后按揉风池1分钟。

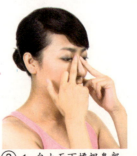 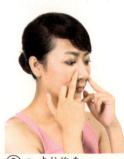

③-1 自上而下揉捏鼻部　　③-2 点按迎香

3.提拿肩颈：用手掌抓捏颈后正中的督脉经穴，以及背部后正中线两侧，自上而下，反复4~6次。再从颈部向两侧肩部做提拿动作。重复提揉肩井（见图4），做3分钟，按揉肺腧1分钟。

4.揉擦背部：用手掌在上背来回摩擦按揉，感觉到皮肤热时为度（见图5）。

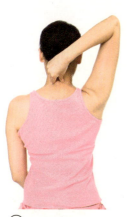
④ 揉擦肩井

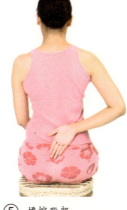
⑤ 揉擦背部

5.取坐位，点按下巨虚50次，按摩力度以局部胀痛为宜。

6.用拇指指端按压曲池1分钟。

## ▶ 手足耳按摩

**特效穴位**

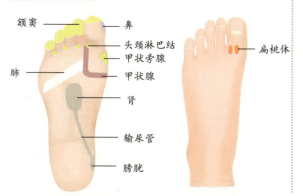

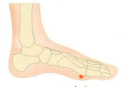
太白

**按摩方法**

1.推按脚部的肺反射区200次，推按速度以每分钟30~50次为宜。

2.依次点按脚部的鼻、肾反射区各100次，按摩力度以局部胀痛为宜。

3.由足趾向足跟方向推按输尿管反射区100次，推按速度以每分钟30~50次为宜。

4.点按脚部的膀胱反射区100次，按摩力度以局部胀痛为宜。

5.按揉太白、内庭穴各50次，按摩力度以局部胀痛为宜。

6.点按脚部的额窦、扁桃体、头颈淋巴结、甲状腺（见图6）等反射区各50次，按摩力度以局部胀痛为宜。

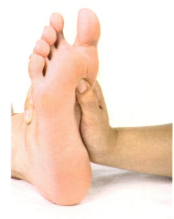
⑥ 按压甲状腺反射区

**贴心小叮咛**

1.平时应注意锻炼身体，适当参加体育活动。

2.每日早晨可用冷水洗脸，以增强鼻腔黏膜的抗病能力。

3.注意气候变化，及时增加衣服。

4.鼻塞时不宜强行擤鼻，不要用手挖鼻。

5.经常保持心情舒畅。

## 消化系统疾病

# 慢性胃炎

慢性胃炎是指由不同病因引起的胃黏膜慢性炎性改变，包括浅表性胃炎、萎缩性胃炎、肥大性胃炎三种。进食后胃部积食或者感觉轻度疼痛，常有恶心、便秘、食欲不振等症状。个别患者表现为腹痛，以上腹部疼痛为主要症状。如果不治疗，长时间发展下去，会出现全身困倦、无力、肩部酸痛、体力衰退、贫血等症状。

### ▶ 全身按摩

**特效穴位**

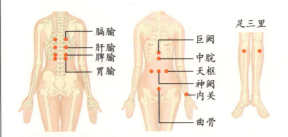

**按摩方法**

1. 患者仰卧，按摩者双手重叠，从患者的心窝部向巨阙进行摩擦，反复按摩5分钟（见图1-1、图1-2）。

2. 患者仰卧，按摩者将食指、中指、无名指并拢，沿着身体前正中线左右进行上下反复按摩3分钟。力度要适中。

3. 如果患者胃痛引起心窝痛，可将拇指指端垂直按压在患者的内关上，可缓解疼痛。

4. 拇指用力按压足三里，左右各3分钟，能缓解胃部疼痛（见图2）。

5. 患者俯卧，用手指指腹用力按压患者的肝俞（见图3）、胃俞（见图4）、脾俞、膈俞，上下反复5次。

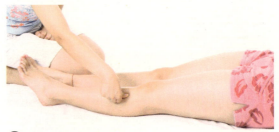

② 按压足三里

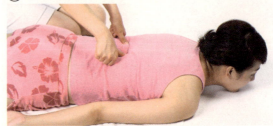

③ 按压肝俞

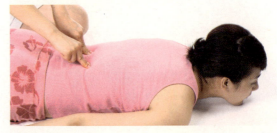

④ 按压胃俞

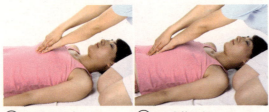

①-1 摩擦心窝　　①-2 摩擦巨阙

6.仰卧，双手重叠，按压腹部，做圈状运动2分钟，直至感到温热为宜（见图5）。

7.用拇指指腹按压中脘（见图6）、神阙、巨阙各3分钟，直至患者有酸胀感为宜。

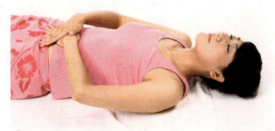

⑤ 以顺时针摩擦腹部

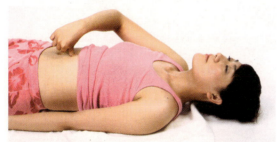

⑥ 按压中脘

## ▶ 手足耳按摩

**特效穴位**

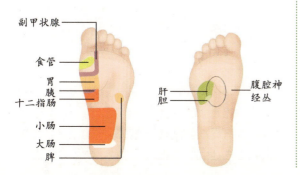

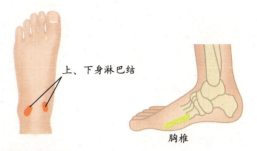

### 按摩方法

单食指扣拳法扣压腹腔神经丛、胃（见图7）、十二指肠、大小肠等反射区各50次；单食指扣拳法按揉胰、副甲状腺、脾、肝、胆等反射区各50次；双拇指捏指法推压食管、胸椎、上身及下身淋巴等反射区各30次（见图8）。

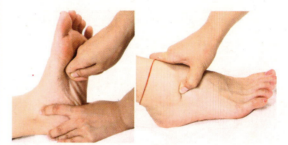

⑦ 扣压胃反射区　　⑧ 推压上、下身淋巴反射区

## 贴心小叮咛

★ 季节变化时及时添加衣被，保持室内温度及空气流通，防止病情加重。

★ 按时就餐，细嚼慢咽，最好一日三餐定时定量，胃炎发作时可少食多餐。平常尽量不吃零食，以减轻胃的负担，便于食物消化。避免进食过烫、过冷、有刺激性、不易消化的食物（如坚硬、粗糙、油腻或纤维过多的食物），忌忽冷忽热饮食，要戒烟、酒。

★ 慎用、忌用对胃黏膜有损伤的药物，如阿司匹林、水杨酸类、保泰松、吲哚美辛、激素类、红霉素、四环素、利血平等。

★ 要保持心情舒畅，合理安排生活，保持正常的生活作息规律，避免过度劳累。

# 胃下垂

胃下垂是一种慢性疾病，也是一种比较常见的内脏下垂。胃的位置变化较大，一般做钡餐检查时，如发现胃小弯弧线最低点下降至髂嵴连线以下，或者十二指肠球部向左偏移，都可称为胃下垂。

## 全身按摩

### 特效穴位

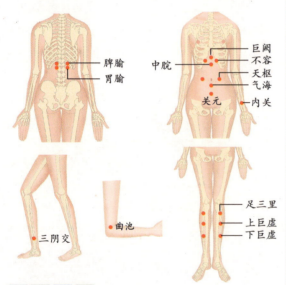

### 按摩方法

●他人辅助按摩

1.患者俯卧，按摩者沿着患者脊柱两侧做推摩，上下反复3遍。（见图1）

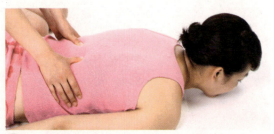

① 沿脊柱两侧做推摩

2.沿脊柱旁1.5寸（约为一拇指半横宽）处，自下而上进行捏脊，上下反复3遍。（见图2）

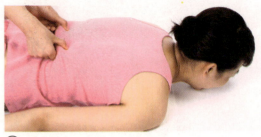

② 捏脊按摩

3.食指、中指并拢，沿脊柱两旁1.5寸（约为一拇指半横宽）处进行点按，来回做3遍，手法要有力度、有协调性。（见图3）

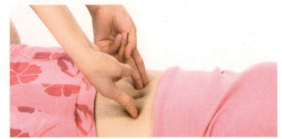

③ 点按脊柱两旁

4.按揉肝俞、脾俞、胃俞、小肠俞，力度中等。

5.患者仰卧，按摩者将手掌贴在肚脐的右侧，以顺时针方向推摩腹部20～30次，然后用拇指、食指及中指配合着患者呼吸，缓缓下按中脘处，再慢慢松手，时间约为1分钟。

6.用双手拇指按揉内关、足三里、关元、气海，各3分钟，直至患者感到酸胀为宜。

7.如果患者有胃积食、胸闷灼热感，可以让患者仰卧，按摩者用手按压腹部疼痛处，以缓解胃部不适感。

● 自我按摩

1. 仰卧，膝微屈。先将双手来回地自上腹部推至下腹部10～15次，然后再用右手顺时针方向推摩腹部20～30次。

2. 左手掌贴放在左上腹，向下平推至右下腹；接着换右手掌贴放在右上腹，向下平推至左下腹，两手交替进行，各推10～15次（见图4-1、图4-2）。

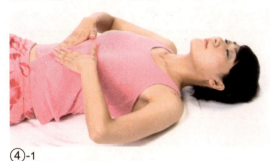

④-1

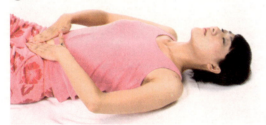

④-2　　双手轮流推摩腹部

3. 用食指按压中脘，随着呼吸缓缓下按，然后慢慢松手，约按压1 2分钟。

4. 坐着，用双手拇指按揉两脚侧边的足三里、上巨虚、下巨虚各30秒（见图5）。

5. 用拇指按压曲池50次，左右交替（见图6）。

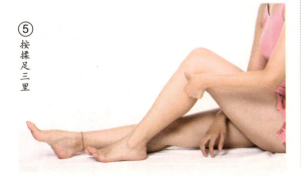

⑤ 按揉足三里

⑥ 按压曲池

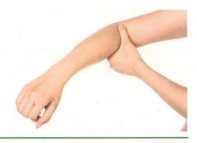

## 手足耳按摩

特 效 穴 位

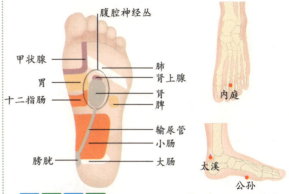

按 摩 方 法

1. 依次点按脚部的胃、十二指肠、肾、肾上腺等反射区各100次，按摩力度以局部胀痛为宜。

2. 由足趾向足跟方向推按输尿管反射区100次。推按速度以每分钟30～50次为宜。

3. 点按足底处的膀胱反射区100次，按摩力度以局部胀痛为宜。

4. 按揉内庭、公孙、太溪各30次，按摩力度以局部胀痛为宜。

5. 从足趾向足跟方向推按小肠反射区50次、由足跟向足趾方向推按升结肠反射区50次，从右向左推按横结肠反射区50次、从足趾向足跟方向推按降结肠反射区50次、从足外侧向足内侧推按乙状结肠、直肠反射区50次，依次进行。

6. 由足跟向足趾方向推按甲状腺反射区50次。

# 胃溃疡

胃溃疡表现为进食后胃痛、胃部有压痛、恶心等症状，严重者出现便血状况。胃溃疡的主要原因是幽门螺旋杆菌感染，还与过度紧张、过度抑郁等不良情绪以及烟酒刺激有很大关系。一般均有节律性上腹疼痛和周期性发作的特征。除此之外，常有泛酸、打嗝、流涎、呕吐或失眠等症状。

## ▶ 全身按摩

**特效穴位**

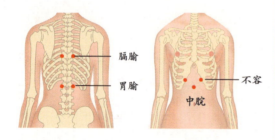

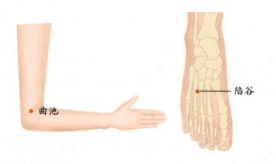

**按摩方法**

1. 坐在椅子上，双手握拳，用拳头突出的关节顶住胃俞，上身后仰按压穴位。
2. 双手除拇指外的其余四指叠放到中脘上，上身前屈按压中脘穴位。
3. 患者仰卧，双手握拳，按摩者用拳头突出的关节顶住膈俞，上身后仰按压穴位。
4. 用除拇指外的四指从内向外平推不容。

## ▶ 手足耳按摩

**特效穴位**

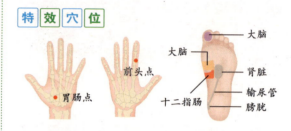

**按摩方法**

1. 疼痛发作时，用艾炷反复灸手部的前头点，直到疼痛缓解。但本病在急性发作时出现剧烈疼痛时，应及时送医院诊治。
2. 用火柴头或发夹的一端用力刺激手部的胃肠点。使用本法需持之以恒，方能从根本上缓解溃疡病的发作。
3. 用拇指指腹揉按肾脏、输尿管、膀胱等反射区，每区3~5分钟。操作时腕部放松，以肘部为支点，前臂作主动摆动，带动腕部和手指作轻柔和缓的摆动或旋转，将力通过手指而达到所揉部位。
4. 用拇指指腹揉推脚底处的十二指肠反射区，操作时指掌要紧贴体表，用力稳健，速度缓慢均匀，应沿骨骼走向施行，且在同一层次上推动。
5. 首先用双手掌心自我摩擦发热，按摩耳廓腹背两面，每面反复按摩5~6次，再用两手食指自内而外依次按压耳内各部位，重点按摩耳甲艇和耳甲腔。再与拇指配合来回揉搓耳廓、耳垂，直至耳廓发红发热。每日2~3次。

# 慢性肠炎

慢性肠炎泛指肠道的慢性炎症性疾病，临床表现为长期慢性或反复发作的腹痛、腹泻及消化不良等症，重者可有粘液便或水样便。本病可由急性肠炎迁延或反复发作而来，长期过度疲劳、情绪激动、过度精神紧张，加以营养不良，都可成为慢性肠炎的诱因。

## ▶ 全身按摩

**特效穴位**

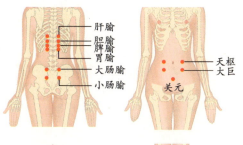

### 按摩方法

1. 张开五指，用拇指指端用力按压患者大肠俞（见图1）、小肠俞，其余四指抱住两侧腰部，各按摩5分钟。以感到酸胀为宜。
2. 患者仰卧，按摩者用力按压患者天枢（见图2）、大巨、关元，并做圈状运动，各2分钟，以感到酸胀为宜。

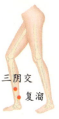

② 按压天枢

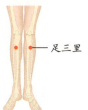

③ 按摩胃俞

3. 患者俯卧，按摩者沿着患者脊柱两侧用力按摩肝俞、胆俞、脾俞、胃俞（见图3），各1分钟，然后自上而下反复摩擦5遍，直至患者皮肤发红为止。

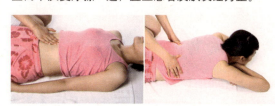

## ▶ 手足耳按摩

**特效穴位**

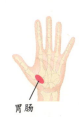

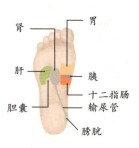

### 按摩方法

1. 每天用拇指指腹揉按手心的胃肠反射区，力度略重，每次持续5分钟，每日3次。
2. 找准脚心的胃、十二指肠等反射区，以拇指指腹分别对其进行按揉，每区各1分钟。按摩时力度尽量加重，以能感觉到按摩部位的酸胀为宜。
3. 找准脚心的乙状结肠反射区，同样以拇指指腹进行按揉3~4分钟，力度适中。

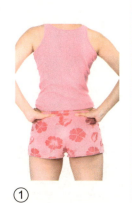

① 按压大肠俞

# 慢性肝炎

急性肝炎(乙型或丙型)迁延不愈，病程超过半年即为慢性肝炎。肝炎患者的常见症状为乏力、食欲不振、肝区轻微疼痛、偶尔出现黄疸、肝脏轻度肿大、少数病人可有脾肿大。对慢性肝炎病人来说，目前还缺乏非常有效的药物，因此切忌"有病乱求医"，可通过日常按摩来缓解病情。

## ▶ 全身按摩

**特效穴位**

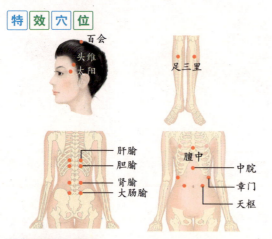

**按摩方法**

1. 肝炎患者如失眠，可用双手手指点按太阳、头维（见图1）、百会等穴位15~30分钟。
2. 患者如腹胀，可取膻中、中脘（见图2）、天枢，按顺时针方向以中等强度的手法按摩20分钟。
3. 肝区不适及疼痛者，取肝腧、胆腧、章门（见图3）及中脘穴位，用轻揉慢手法按摩。

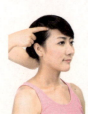
① 点按头维

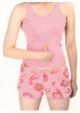
② 按摩中脘

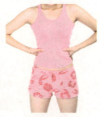
③ 按摩章门

## ▶ 手足耳按摩

**特效穴位**

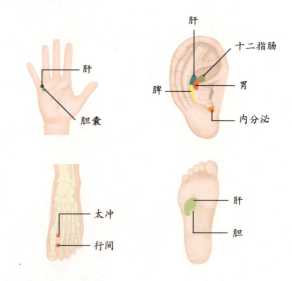

**按摩方法**

1. 用拇指、食指揉搓食指3~5分钟。用力要对称，搓动要快，移动要慢。食指是大肠经通过的手指，通过揉按食指不仅可以加强大肠功能，也可加强肝脏的功能。
2. 用拇指指腹揉按手部的肝、胆囊等反射区，每区3~5分钟。揉动的幅度应适中，不宜过大或过小。肝病时，肝、胆囊两个反射区会有压痛，只需轻柔加以按摩，贵在每日坚持。
3. 先用手掌重擦两足底15分钟，推按两足足背各跖骨缝隙10~15分钟，然后推按太冲15分钟。

# 十二指肠溃疡

十二指肠溃疡是常见的消化系统慢性疾病。溃疡的形成原因主要是大脑皮质接受外界的不良刺激后,导致十二指肠黏膜的保护因素和损害因素的平衡关系失调。精神紧张、饮食失调或不规律、食用刺激性食物或服用某些损伤黏膜的药物等,均与本病的发生有关。

## ▶ 全身按摩

**特效穴位**

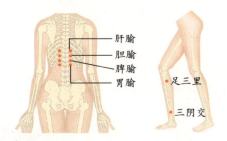

肝俞、胆俞、脾俞、胃俞、足三里、三阴交

**按摩方法**

1. 俯卧位,按摩者先用掌根揉法在脊柱上轻轻揉3～5遍,或拿捏膀胱经3～5遍,使患者有微酸感即可。
2. 用掌心擦法在脊柱两侧反复按摩3～5分钟,擦法由轻渐重,由慢渐快,使皮肤红润或有温热感即可。
3. 用食指、中指、无名指指腹或掌根为着力点,点揉膈俞、肝俞、胆俞、脾俞、胃俞、三阴交等穴。

4. 紧接上法,患者再仰卧位,用掌摩法在腹部轻轻摩推3～5分钟。

## ▶ 手足耳按摩

**特效穴位**

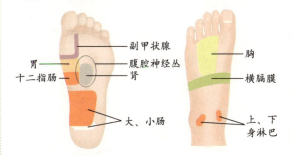

副甲状腺、腹腔神经丛、肾、胃、十二指肠、大、小肠、胸、横膈膜、上、下身淋巴

**按摩方法**

单食指扣拳法按揉脚底的肾、副甲状腺等反射区各50次;单食指扣拳法推压脚底的腹腔神经丛、胃、十二指肠(见图1)、大肠、小肠等反射区各50次;双拇指捏指法推压脚背处的横膈膜、胸等反射区各30次(见图2);双拇指捏指法按揉脚背处的上、下身淋巴反射区各30次。

## 贴心小叮咛

★锻炼身体,增强体质,建立良好的生活饮食习惯,注意劳逸结合,保持良好的睡眠和休息,节制烟酒。在气候突变的情况下要及时增减衣被,并保持居室温度适宜。
★饮食要有规律、有节制,并尽可能充分咀嚼,限食刺激性食物,慎用某些药物,如阿司匹林、吲哚美辛、利血平、肾上腺皮质激素等。
★保持心情舒畅及乐观的情绪,避免暴怒和精神紧张。

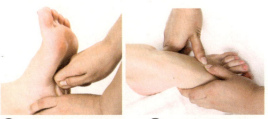

① 扣压胃及十二指肠反射区　② 推压胸反射区

# 慢性胆囊炎

慢性胆囊炎是胆囊纤维组织增生及慢性炎性细胞浸润性疾病,是最常见的胆囊疾病。慢性胆囊炎多见于成年人,约70%的病人伴有结石。此病因胆囊出口梗阻、细菌感染、胆汁淤积而引起临床症状,表现为胆源性消化不良、厌油腻食物、上腹部闷胀嗳气、胃部灼热等,体查胆囊区可有轻度压痛或叩击痛。

## ▶ 全身按摩

**特效穴位**

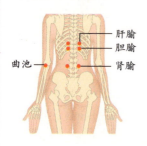
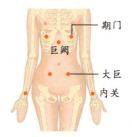

曲池　肝俞　胆俞　肾俞　期门　巨阙　大巨　内关

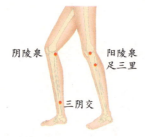

阴陵泉　阳陵泉　足三里　三阴交

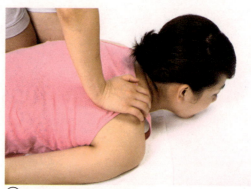

① 按、揉背疼痛部位

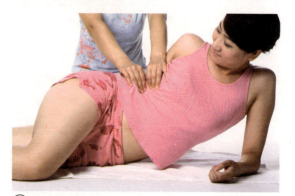

② 拿、捏肋部

**按摩方法**

1.患者俯卧,按摩者用掌根按揉患者的右背疼痛部位,反复操作10分钟(见图1)。

2.用拇指指端用力按压肝俞、胆俞,可迅速缓解疼痛。

3.将双手重叠,垂直按压患者的背部脊柱,自上而下反复按摩5次。

4.患者左侧卧位,左腿伸直,右腿屈曲。按摩者站在患者身后,用双手提、拿、捏患者的肋部10次,尤其是用力按揉患者的疼痛部位(见图2)。

5.患者仰卧位,按摩者可沿着肋骨,用掌根自上而下推拿50次。

6.用拇指指腹按压期门、阳陵泉、三阴交、日月、天枢(见下页图3)各50次,直至患者感到酸胀为止。

7.如果患者伴有尿黄、口苦,可以用手指用力按压曲池、丰隆,各50次。

8.如果伴有左右胁痛,可按压三阴交、肓俞,每穴位按揉2分钟。

9.患者正坐，用掌心按摩脊椎两旁的肝腧、胆腧、脾腧、胃腧，上下往返50次。

10.用对侧手掌或按摩器具用力拍打肩背各30次（见图4）。

11.用手指揉捏大腿外侧、小腿肚肌肉，上下往返30次（见图5）。

12.以拇指用力按压阳陵泉、足三里、内关，直至感到酸胀麻为宜。

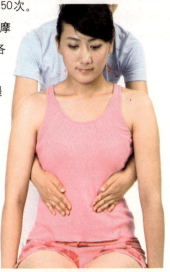

③ 按压天枢

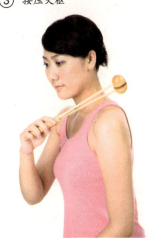

④ 拍击肩膀

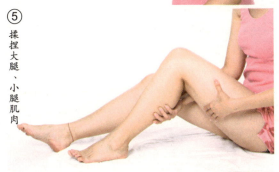

⑤ 揉捏大腿、小腿肌肉

## 手足耳按摩

**特效穴位**

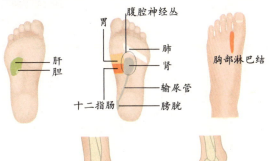

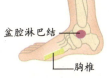

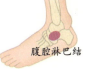

**按摩方法**

1.依次点按足底部的肾、胆、肝、胃、十二指肠等反射区各100次，按摩力度以局部胀痛为宜。

2.由足趾向足跟方向推按输尿管反射区100次。推按速度以每分钟30～50次为宜。

3.点按足底部的膀胱反射区100次，按摩力度以局部胀痛为宜。

4.由足内侧向足外侧推按肺反射区50次，推按速度以每分钟30～50次为宜。

5.点按足部的胸部淋巴结、腹腔淋巴结、盆腔淋巴结、腹腔神经丛、胸椎等反射区各50次，按摩力度以局部胀痛为宜。

## 贴心小叮咛

★注意饮食。忌食油腻及不易消化的食物，避免暴饮暴食。

★作息规律，起居正常，不熬夜。

★养成良好的排便习惯，保持胃肠道正常的生理功能。

★对伴有胆结石的患者，虽然能通过按摩暂缓疼痛，但是一定要通过手术排除结石。

# 慢性痢疾

以长期或反复发作的腹部隐痛、里急后重、粪质稀烂或便中带血为特点的痢疾，称为慢性痢疾，中医称为休息痢。引起该疾病的原因有：因肠运动过度而使肠内容物加速通过，水分未被肠壁充分吸收所产生；因精神压力太大而产生。同时，慢性痢疾严重时还伴有腹痛、发烧、呕吐等症状，严重时一定要去看医生。

## ▶ 全身按摩

**特效穴位**

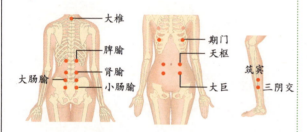

大椎、脾腧、肾腧、大肠腧、小肠腧、期门、天枢、大巨、筑宾、三阴交

**按摩方法**

1. 患者坐位，按摩者站在患者背后，用双手手指用力按压大椎，以有酸胀感为宜。过敏体质且易患痢疾者，按压此穴会有疼痛感（见图1）。
2. 用拇指指腹端用力按压大巨、天枢（见图2）、期门各1分钟，以有酸胀感为宜。
3. 一手固定患者手臂，一手用力按压患者的曲池（见图3）、手三里，各1分钟，以有酸胀感为宜。
4. 患者仰卧，按摩者用拇指指端用力按压三阴交、筑宾各1分钟，以有酸胀感为宜。

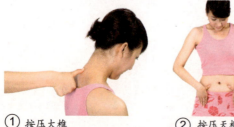

① 按压大椎

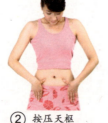

② 按压天枢

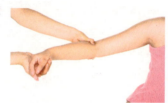

③ 按压曲池

## ▶ 手足耳按摩

**特效穴位**

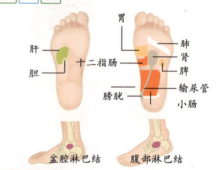

肝、胆、十二指肠、胃、肺、肾、脾、输尿管、小肠、膀胱、盆腔淋巴结、腹部淋巴结

**按摩方法**

1. 点按足底肾反射区100次，按摩力度以局部胀痛为宜。
2. 从足趾向足跟方向推按小肠反射区50次、由足跟向足趾方向推按升结肠反射区50次、从右向左推按横结肠反射区50次、从足趾向足跟方向推按降结肠反射区50次、从足外侧向足内侧推按乙状结肠、直肠反射区50次，依次进行，推按速度以每分钟30~50次为宜。
3. 点按脚部肝、胆、腹部淋巴结、盆腔淋巴结等反射区各50次，要求同方法1。

# 痔疮

痔疮是由肛管和直肠末端静脉丛曲张引起的，医学上分为内痔、外痔和内外混合痔。此病多见于坐立过久、经常便秘或妊娠者，以内痔、外痔或块状突出为主要症状，内痔便秘时会出现便血。

## ▶ 全身按摩

**特效穴位**

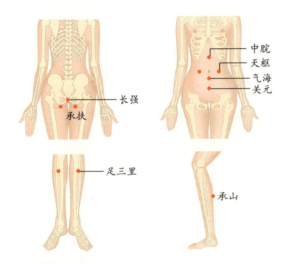

中脘、天枢、气海、关元、长强、承扶、足三里、承山

**按摩方法**

1.患者仰卧，用拇指推拿、揉捏中脘、天枢、气海、关元、大横，各2分钟，以有酸胀感为宜。
2.患者屈膝，放松腹部，用掌根以顺时针方向摩擦肚脐周围以及下腹部3分钟，直至患者感到温热为止。
3.患者俯卧，用中指指端用力按压长强2分钟。按压过后，患者可提肛收缩配合按摩。
4.用拇指指端点压承扶（见图1）、足三里、承山，各1分钟，以有酸胀感为宜。

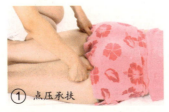

① 点压承扶

## ▶ 手足耳按摩

**特效穴位**

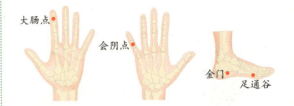

大肠点、会阴点、金门、足通谷

**按摩方法**

1.以艾灸的手法刺激会阴点3~5分钟。会阴点是治疗痔疮最有效的穴位，肛门周边有痔疮时，同侧手部的会阴点会有压痛。在进行艾灸时，应以刺激病侧的穴位为重点，另一侧为辅助。
2.用艾灸的手法刺激金门、足通谷两穴，每穴3~5分钟。金门和足通谷都属于足太阳经的穴位，主治泌尿生殖系统、循环系统、消化系统的病症。肛门周边有痔疮时，同侧的金门会有压痛。在进行艾灸时，应以刺激病侧的穴位为重点，另一侧为辅助。选择此手法时，不宜在过饥、过饱、大恐、大怒、大渴时施灸，妇女在经期时不宜施灸。
2．用拇指、食指捏拿两侧照海1分钟，以有酸胀感为宜（见图2）。

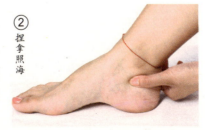

② 捏拿照海

## □ 神经系统疾病 □

# 神经衰弱

神经衰弱是以慢性疲劳、情绪不稳、自主神经功能紊乱为主要症状，突出表现为精神易兴奋和易疲劳，并伴有许多躯体不适症状和睡眠障碍。掌握了下面的按摩法，就能很好地缓解以上症状了。

### ▶ 全身按摩

**特效穴位**

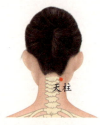

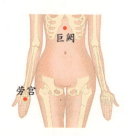

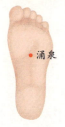

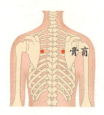

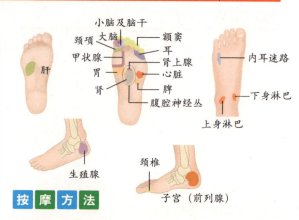

**按摩方法**

单食指扣拳法推压脚部的大脑（见图1）、额窦、甲状腺、腹腔神经丛、胃等反射区各50次；握足扣指法按揉脑垂体反射区30次；扣指法推压脚部小脑及脑干、三叉神经、颈椎、颈项、耳等反射区各50次；单食指刮压生殖腺、子宫（前列腺）、内耳迷路等反射区各50次；单食指扣拳法按揉脚部心脏、肝、脾、肾上腺、肾（见图2）等反射区各30次；双拇指捏指法按揉脚背上、下身淋巴反射区30次。

**按摩方法**

1. 两手拇指分别按同侧天柱穴位，头向一侧倾时，对侧的拇指向斜下方按压穴位。
2. 把除拇指以外的四指放到对侧的膏肓上，上身动的同时按摩穴位。

### ▶ 手足耳按摩

**特效穴位**

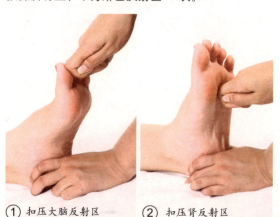

① 扣压大脑反射区　② 扣压肾反射区

# 癫痫

癫痫是一种病因复杂的反复发作的神经系统综合征，俗称"羊痫风"。患者表现为发作性意识丧失，常伴有全身或局部肌肉痉挛及行为改变。常反复发作，轻微的刺激、高声等都可导致癫痫发作。

## ▶ 全身按摩

**特效穴位**

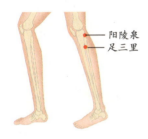
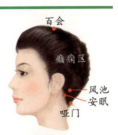
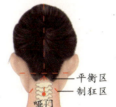

**按摩方法**

1. 掐按人中、素髎各10次。
2. 按揉百会、印堂、安眠、承浆、哑门各100次。
3. 依次推按舞蹈震颤控制区、癫痫区、安神区各200次，直推运动区、平衡区各100次。
4. 点按制狂区、平衡区各50次。
5. 拿捏风池20～30次。

## ▶ 手足耳按摩

**特效穴位**

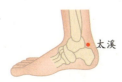
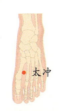
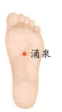

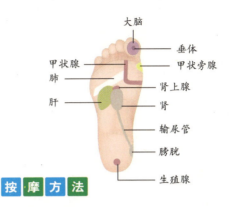

**按摩方法**

1. 依次点按脚底的垂体、大脑、肾上腺、肝、肾各100次，按摩力度以局部胀痛为宜。
2. 由足趾向足跟方向推按输尿管反射区100次，推按速度以每分钟30～50次为宜。
3. 点按脚底的膀胱反射区100次，按摩力度以局部胀痛为宜。
4. 由足内侧向足外侧推按肺反射区100次，推按速度以每分钟30～50次为宜。
5. 按揉涌泉、太溪、太冲各50次，按摩力度以局部胀痛为宜。
6. 点按脚底的甲状旁腺、生殖腺等反射区各50次，按摩力度以局部胀痛为宜。
7. 由足跟向足趾方向推按脚底的甲状腺反射区50次，推按速度以每分钟30～50次为宜。

## 贴心小叮咛

★长期坚持头部按摩有利于疗效的巩固，减少癫痫的发作概率。癫痫如病程较短，病情较轻，采用按摩治疗可获得一定的疗效。

★治愈后要注意精神调摄，避免精神刺激，以免复发。

# 坐骨神经痛

坐骨神经痛是指坐骨神经病变沿坐骨神经通路即腰臀部、大腿及小腿后外侧和足外侧发生的疼痛症状群。按病损部位分根性和干性坐骨神经痛两种。根性坐骨神经痛病变位于椎管内，病因以腰椎间盘突出最多见，其次有椎管内肿瘤、腰椎结核、腰骶神经根炎等。

## ▶ 全身按摩

**特效穴位**

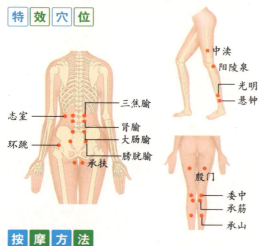

**按摩方法**

● 他人按摩

1. 患者俯卧。先在腰、臀部做推、揉、滚等动作，反复多遍。然后用肘尖用力点按臀部环跳约1分钟（见图1）。

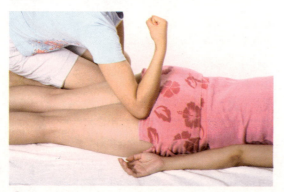

① 按臀部环跳

2. 擦、揉患侧大腿、小腿后群肌，用掌根揉小腿外侧部位，反复20次（见图2）。

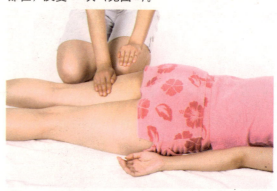

② 擦、揉大腿后群肌

3. 用手指点、按、揉承山、承筋、委中等穴各1分钟。

4. 双手拍打臀部、大腿和小腿，反复来回做几次；然后双手五指并拢，并以指端自下而上啄击患腿后部及外侧部位，反复几遍（见图3）。

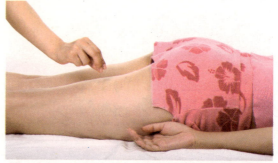

③ 啄击腿后部

● 依症按摩

1. 臀部梨状肌损伤时，在疾病初期以手掌根部为着力点，按压于所要按摩的部位上，使局部产生酸痛感,后期用指、掌、肘等深压于治疗部位上,作直线往返的拨动。须注意拨动方向与肌纤维、韧带、神经走行方向相垂直。

2.骶髂关节扭伤时,可对患者先施予腰臀部一般按摩后,患者向右侧躺,左腿屈曲,右腿伸直。按摩者与患者相对,左手按于患者左肩前,右手按于左臀部并固定臀部不动。然后令患者上身慢慢向左后方转动,当转至最大限度时,按摩者双手须略施巧力(切勿太用力),使患者的左臂与左肩做相反方向的轻轻扳动,这时常会听到一声轻响。接着,患者向左侧躺,再做一次,方法同前。

3.腰椎间盘突出症的患者,应尽快就医,若碍于条件不能住院治疗时,应睡木板床休息,注意腰部保暖,并可采用按摩方法治疗。在腰、臀部做擦、推、揉、滚、拍等一般手法,以消除肌肉紧张或痉挛。

● **自我按摩**

1.患者取健康一侧卧姿。用患侧的手擦、揉患侧腰、臀部,再按揉患侧肾俞,然后换患侧卧姿,擦、揉健康一侧腰臀部及按揉肾俞(见图4)。

2.健康一侧卧姿,用手擦、捏、揉、拍、啄患侧大腿和小腿后侧、外侧,反复做20次,直至患者局部有温热感为宜(见图5)。

3.用拇指指腹端按压环跳、委中(见图6)、阳陵泉、承山、太溪各50次,直至患者局部有酸胀感为宜。

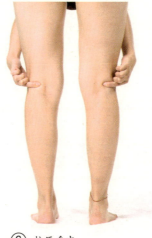

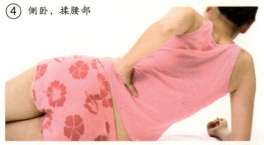

④ 侧卧,揉腰部

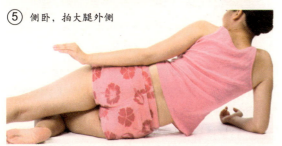

⑤ 侧卧,拍大腿外侧

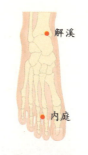

⑥ 按压委中

## ▶ 手足耳按摩

**特 效 穴 位**

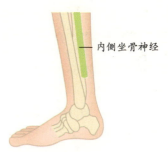

**按 摩 方 法**

1.用手指指腹推压坐骨神经区域。
2.用拇指按压内庭、解溪各1分钟。

## 贴 心 小 叮 咛

★注意保暖,避免受凉、受潮,冬天注意不要让冷风吹到腰腿部。
★工作时,要注意姿势,不要扭伤。
★睡硬板床可以调整身体的生理弯曲。

# 半身不遂

半身不遂是指身体一侧上下肢瘫痪无力、口眼歪斜、时流口水、面色萎黄、舌强语蹇的状态。若不及时治疗，则肢体逐渐痉挛僵硬，拘坚不张，久而久之便会产生肢体废用性强直、挛缩，导致身体畸形和多种功能丧失等。

## ▶ 全身按摩

**特效穴位**

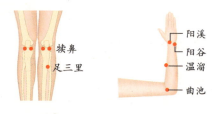

**按摩方法**

1. 用双手手指端用力按压曲池、阳谷、温溜（见图1），各3分钟。
2. 患者仰卧，用力按压背部，沿着脊柱两旁按揉、提捏，自上而下反复10次。
3. 患者俯卧，用力按压左右肩胛骨内侧，直至患者肌肤发热为宜。

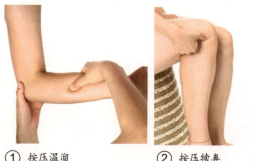
① 按压温溜　② 按压犊鼻

4. 用手指指端用力按压犊鼻（见图2）、委中，各5分钟。
5. 按摩者用一只手握住患者脚踝，另一只手按压患者足三里，然后慢慢轻度活动患者患侧，反复5次。
6. 用手掌心沿着患者身体前正中央，沿着任脉，上下反复按摩10次（见图3-1、图3-2、图3-3）。

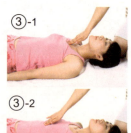
③-1

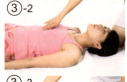
③-2

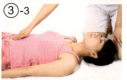
③-3

沿任脉按摩身体

## ▶ 手足耳按摩

**特效穴位**

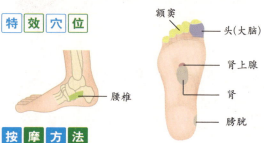

**按摩方法**

1. 屈曲食指第一指间关节按推脚部的肾反射区，然后垂直点压肾上腺反射区，各2分钟，每日1次。
2. 用拇指指腹由远端向近端推脚部的大脑反射区2分钟，每日1次；屈曲食指第一指间关节用力按揉脚部的膀胱反射区。每个反射区各操作2分钟左右，每日1次。按摩结束后多饮水，促进代谢废物的排出。

# 眩晕症

眩晕症是现代人常见的慢性病，发作时患者常常感到天旋地转，同时伴有脸色苍白、呕吐、躺在床上无法起身等症状。临床上最常见的一种眩晕症称为美尼尔氏病，某些病人必须长期依赖药物。

## ▶ 全身按摩

**特效穴位**

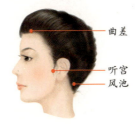

曲差
听宫
风池

**按摩方法**

1. 取坐姿，两手的拇指分别放在同侧的听宫上，吸气的同时头部后仰、按压穴位，呼气时松开。
2. 取坐姿，用一侧拇指按同侧风池，呼气，头部向该侧倾斜，同时按压穴位。吸气，头部回复原位。另一侧按同样的方法进行。

## ▶ 手足耳按摩

**特效穴位**

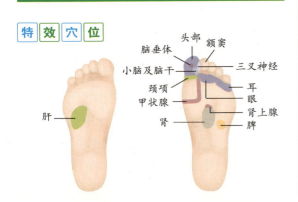

头部、额窦、脑垂体、小脑及脑干、颈项、甲状腺、三叉神经、耳、眼、肾上腺、肝、肾、脾

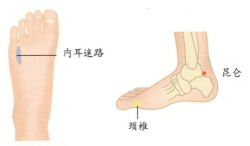

内耳迷路、昆仑、颈椎

**按摩方法**

1. 单食指扣拳法推压脚部的头、额窦、甲状腺等反射区各50次。
2. 握足扣指法按揉脑垂体反射区30次（见图1）。
3. 单食指刮压内耳迷路反射区50次（见图2）；单食指扣拳法按揉脚部的肝、脾、肾上腺、肾反射区各30次。
4. 扣指法推压脚部的小脑及脑干、三叉神经、颈椎、颈项、眼、耳反射区各50次（见图3）。

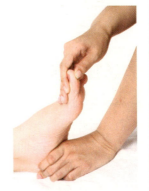

① 按压脑垂体反射区

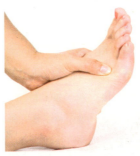

② 推压内耳迷路反射区

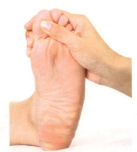

③ 按压小脑及脑干反射区

# 肋间神经痛

由胸部到侧腹或是由背部到侧腹，如果产生强烈疼痛，在转身、大声笑、深呼吸、打哈欠时都会感到痛苦难忍，这就是肋间神经痛。所谓肋间神经，是指沿着胸部肋骨，由背后经过侧腹，一直到胸前的神经。此类疼痛就是沿着这条神经，经胸部、腹部呈半环状的强烈疼痛。

## ▶ 全身按摩

**特效穴位**

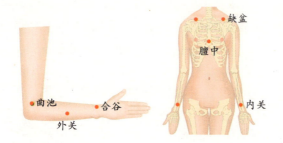

**按摩方法**

1. 取坐位，腰微挺直，双脚平放与肩同宽，左手掌心与右手背重叠，轻轻放在小腹部，双目平视微闭，呼吸调匀，全身放松，静坐1~2分钟（见图1）。

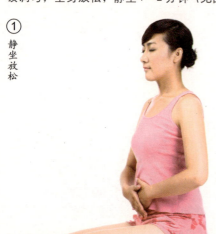

① 静坐放松

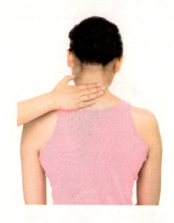

② 推擦大椎

2. 将右手4指并拢，紧贴在大椎上，适当用力反复推擦0.5~1分钟，至局部发热为佳（见图2）。
3. 将一手中指指腹放在对侧肩部肩井上，适当用力揉按0.5~1分钟。双肩交替进行。
4. 将一手拇指指腹放在对侧曲池上，其余4指附在肘后，适当用力按揉0.5~1分钟。双手交替进行。
5. 将一手中指和拇指指腹放在对侧的外关和内关上，两指对合用力按压0.5~1分钟。双手交替进行（见下页图3-1、图3-2）。

## 贴|心|小|叮|咛

**肋间神经痛食疗方**

材料：红薯200克，牛奶250克
调料：白糖15克
做法：1.红薯去皮，切碎绞取汁液待用。
2.牛奶放入奶锅内煮沸，加入红薯汁液、白糖拌匀即成。
服用方法：每日1次，当茶饮用，每次1杯。
功效：顺气消炎，生津活血。

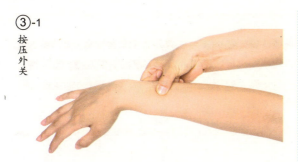

③-1 按压外关

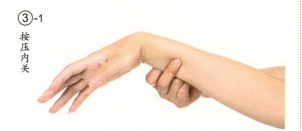

③-1 按压内关

6.一手半握拳，伸出拇指，将拇指指腹放在对侧缺盆上，适当用力按揉0.5~1分钟，以肩部有酸胀感为佳。两侧交替进行（见图4）。

7.双手手指张开呈爪状，将指尖附于同侧胸骨旁肋间处，适当用力从胸前正中线沿肋间向两侧分推0.5~1分钟。

8.将拇指指腹紧贴膻中，适当用力做顺时针摩揉0.5~1分钟，以局部发热为佳（见图5）。

9.将双手4指分别放于剑突同侧，沿肋骨向两侧分推0.5~1分钟（见图6-1、图6-2）。

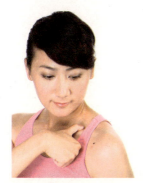

④ 按揉缺盆

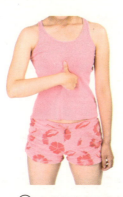

⑤ 拇指指腹摩揉膻中

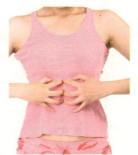

⑥-1 双手放于剑突旁

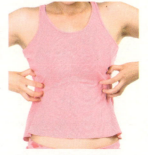

⑥-2 双手沿肋骨向两侧分推

## 手足耳按摩

**特效穴位**

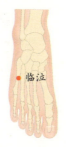

临泣

**按摩方法**

1.按压临泣，直至产生强烈的压痛感。同时配合呼吸，一面缓缓呼气，一面用力压，反复20次。

2.将一手拇指指尖按在另一手的合谷上，其余4指附在掌心，适当用力掐压0.5~1分钟，以有酸胀感为佳。双手交替进行。

## 贴心小叮咛

★治疗应明确原发病灶，采用适当的治疗方法，可以用药物、理疗、针灸、推拿等方法。

★推拿在临床上治疗由胸椎损伤或退变引起的肋间神经痛疗效较好。这类患者往往有胸椎关节的位置异常，通过胸椎复位手法纠正后，疼痛就能明显缓解。

★胸椎部位的疾病要及时治疗，以免继发肋间神经痛。坐位工作者要注意姿势，避免劳累。

# 神经性皮炎

神经性皮炎是一种以皮肤苔藓样病变及剧烈瘙痒为主症的慢性皮肤病。本病的病因虽还不十分清楚,但与神经因素有明显的关系。根据临床观察,多数病人有头晕、失眠、烦躁易怒、焦虑不安等神经衰弱的症状。如神经衰弱的症状得到改善,神经性皮炎的症状也可能好转。

## ▶ 全身按摩

**特效穴位**

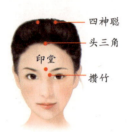
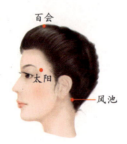
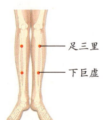
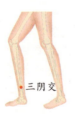

**按摩方法**

1. 用双手拇指桡侧缘交替推印堂至神庭30次。
2. 用双手拇指螺纹面分推攒竹至两侧太阳30次。
3. 用拇指螺纹面按揉百会、安眠、四神聪、首面,各30~50次。
4. 用大鱼际按揉太阳30次,即向前向后各转15次。
5. 用拇指桡侧缘推按安神区、精神情感区、感觉区、安宁区各100次,同样推按头三角来回30~50次。
6. 轻轻拿捏风池10次。
7. 由前向后用五指拿头顶,至后头部改为三指拿,顺势从上向下拿捏项肌3~5次。
8. 用双手大鱼际从前额正中线抹向两侧,在太阳处按揉3~5次,再推向耳后,并顺势向下推至颈部。做3遍。
9. 按揉三阴交、下巨虚、行间、足三里各50次,按摩力度以局部胀痛为宜。

## ▶ 手足耳按摩

**特效穴位**

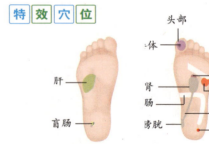

**按摩方法**

1. 点按脚部肾反射区100次,按摩力度以局部胀痛为宜。
2. 由足趾向足跟方向推按输尿管反射区100次,推按速度以每分钟30~50次为宜。
3. 点按脚部膀胱反射区100次,按摩力度以局部胀痛为宜。
4. 由足内侧向足外侧推按肺反射区100次,推按速度以每分钟30~50次为宜。

## 感觉系统疾病

### 湿疹、荨麻疹

湿疹与荨麻疹大都是因过敏及肝脏障碍和体质所引起的，不容易痊愈，变成慢性的可能性很高。患有湿疹、荨麻疹时，会出现皮肤发痒、发红或有颗粒状疹子的现象，严重时会有红肿、溃烂或发烧症状。如果忍不住而用力抓的话，会伤害皮肤而导致出血，甚至化脓恶化。

## 全身按摩

**特效穴位**

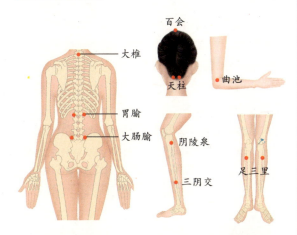

**按摩方法**

1. 患者坐位，按摩者用力按压患者背后肩井3分钟，以有酸胀感为宜（见图1）。
2. 用拇指指端用力按压患者曲池、足三里，各1分钟，以有酸胀感为宜。
3. 患者坐位，用手指指端用力按压三阴交、阴陵泉，各2分钟，以有酸胀感为宜。

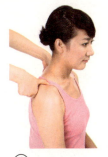

① 按压肩井

## 手足耳按摩

**特效穴位**

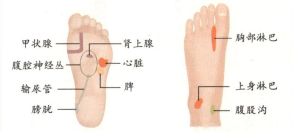

**按摩方法**

1. 按揉足部甲状旁腺、肾上腺、脾脏、淋巴（上身）、淋巴（胸部）、淋巴（腹部）等反射区各3～5分钟，揉压肾脏、膀胱、输尿管、腹腔神经丛等反射区各3～5分钟。每日1～2次。
2. 用手指的指腹或指节按压太溪，并以画圈的方式按摩（见图3）。
3. 患者取坐位，用手指端用力按压阳池（见图2）。

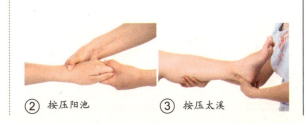

② 按压阳池　　③ 按压太溪

调理慢性病的按摩

第五章

# 青光眼

青光眼常在中年发病且与遗传有关，青光眼是由于各种原因引起的水循环障碍使眼压增高而引发的一系列症状。年龄大于40岁的人易患慢性青光眼。糖尿病患者患青光眼的概率和严重性都大大增加，高血压患者也易患青光眼。存在以上这些危险因素的人应定期到医院检查眼睛。

## ▶ 全身按摩

### 特效穴位

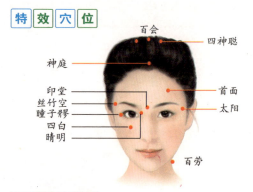

### 按摩方法

1. 用双手拇指桡侧缘交替推印堂至神庭50次。
2. 按揉睛明、攒竹、神庭、四白、丝竹空、百劳、首面各50次。

## ▶ 手足耳按摩

### 特效穴位

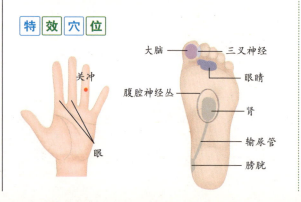

### 按摩方法

1. 用拇指指腹揉捏三焦经的起始穴关冲2~3分钟。揉动的幅度应适中，不宜过大或过小，捏拿皮肤要松紧适宜，应避免肌肤从手指间滑落。最好与反射区配合按摩。

2. 按摩反射区之前，先用拇、食二指揉搓无名指2~3分钟。无名指是三焦经通过的手指，三焦经掌管着内分泌系统，对调节眼压有一定作用。再用拇指和食指来回旋转掐揉眼反射区3~5分钟。着力部位要紧密接触，做到轻而不浮，重而不滞。两种手法配合实施，效果会更好。

3. 用拇指指腹揉推脚部的肾脏、输尿管、膀胱、腹腔神经丛等反射区，每区3~5分钟。指揉时腕部放松，以肘部为支点，前臂作主动摆动，带动腕部和手指作轻柔和缓的摆动或旋转，将力通过手指而达到所揉部位。

4. 用拇指指腹按揉脚部的大脑、三叉神经等反射区，每区3~5分钟。操作时手指不要离开皮肤，每做完一个动作，拇指就稍前进几毫米，不要后退，也不要左右移动。

5. 用大拇指指腹揉按脚部的腹腔神经丛反射区1分钟，每天坚持3次。

6. 拉耳尖法也叫猿猴摘果法，即用双手拇指、食指夹捏耳廓尖端，向上提揪、揉、捏、摩擦，使局部发红发热，操作15~20次即可。

　　以上反射区的按摩可以降低眼压，缓解眼部疼痛、疲劳。

## 运动系统疾病

## 膝关节炎

膝关节炎又叫膝关节骨性关节炎，这是临床常见病症，多发生于40岁以上的中老年人。临床可见膝关节肿大、疼痛、活动受限，X射线拍片显示膝关节骨质增生或骨刺形成。

### ▶ 全身按摩

**特 效 穴 位**

血海　阴陵泉　阳陵泉　梁丘　足三里

**按 摩 方 法**

1.**点揉压痛点**：如果膝周有压痛点，用拇指、食指在压痛点按揉，如膝关节内外侧、髌骨下及膝后腿窝等。每个痛点均由轻至重，再从重至轻点揉约1分钟，此法可促进痛点炎症吸收，松解粘连（见图1）。

2.**点按穴位**：以血海、梁丘（下肢绷紧，膝关节上侧肌肉最高处，内为血海，外为梁丘）、阴陵泉（小腿内侧，膝下高骨后侧凹陷处）、阳陵泉（膝盖斜下方，小腿外侧高骨稍前凹陷处）、足三里（外膝眼下四横指）为主，每穴点按1分钟，以微微酸胀为宜（见图2）。

3.**拿捏股四头肌**：以拇指和其余四指相对拿捏股四头肌（即大腿前面丰厚的肌肉）约3分钟，以微微酸胀为度（见图3）。

4.**擦膝部**：在膝关节两侧用掌根从股四头肌至小腿中下部肌肉作直线擦动，保持一定压力，以深层组织有热感为宜，每次约3分钟。

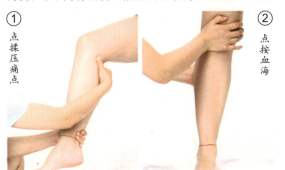
① 点揉压痛点　② 点按血海

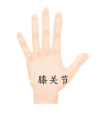
③ 拿捏股四头肌

### ▶ 手足耳按摩

**特 效 穴 位**

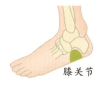
膝关节

**按 摩 方 法**

1.掐揉或点按手部的膝关节反射区10～30次。

2.单食指扣拳法按摩足部的膝关节反射区，食指从前向后扭转180度，也可以从前开始顶压，每扭转90度点压一下，反复按揉5次。

# 腰痛

腰痛是几十种疾病共有的临床表现之一。人体的头、颈、双上肢及躯干的重量全部由腰部承担，日常生活、工作中人的姿态、负重、运动均以腰部为中心。腰部又是连接胸腔、腹腔、盆腔的中枢地带。因此，腰痛可以是这些结构中的组织、器官病理改变的表现。此外，脊柱、腰部肌肉、韧带、神经系统的疾病以及腹腔内脏器的疾病等也均可表现出腰痛。

## ▶ 全身按摩

**特效穴位**

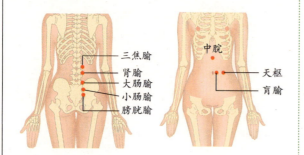

三焦俞　肾俞　大肠俞　小肠俞　膀胱俞　中脘　天枢　肓俞

**按摩方法**

1. 点按双侧委中2分钟，直至患者有明显的酸胀感（见图1）。

2. 用推法、刮法先从上向下再从下向上按摩背部的督脉及两侧脊柱旁的肌肉，反复按摩20次（见图2-1、图2-2）。

3. 用力按压、揉双侧的肾俞、大肠俞等穴位，反复50次。

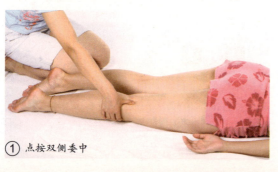

① 点按双侧委中

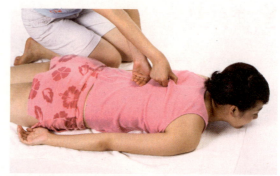

②-1 从下向上按摩督脉

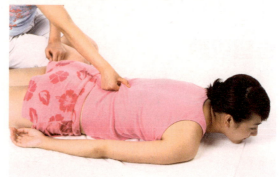

②-2 从下向上按摩督脉

4. 用双手拇指重叠左右弹拨、拿捏脊柱两旁肌肉，反复操作30次。

5. 两脚前伸而坐，或弯曲膝盖，或正坐姿势均可。两手分别捏拿、提放腰部肌肉15～20次。

6. 患者仰卧，用双手按压住患者的膝部，要求患者尽力向前俯压，最好患者膝部能碰到患者的胸部。

7. 取坐姿，双手五指并拢，分别放在左右后腰椎部，掌心向内，上下缓慢揉搓，至发热为止（见下页图3）。

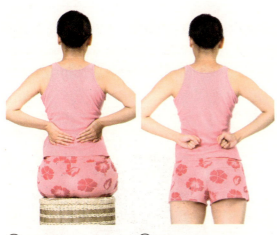

③ 揉后腰椎　　④ 握拳按摩腰部

8.两手握拳,放腰部向四周滚动、按摩,自下而上,再自上而下,反复多次进行。头部可配合前倾后仰(见图4)。

9.两手对搓发热之后,重叠放于腰椎正中,由上而下推搓30~50次,至局部产生发热感。

10.两手叉腰,大拇指分别按于腰眼处,用力挤压,并旋转揉按,先顺时针,后逆时针,各36圈。

11.上下摩擦腰骶部肌肉,直至患者感觉到灼热为宜。

12.双手握拳,两拳手心向外,轻叩腰部,以不引起疼痛为宜,左右同时进行,各叩30次。

13.双手反叉腰,拇指在前,按压于腰侧不动,其余四指从腰椎两侧处用指腹向外抓擦皮肤,从腰眼抓到尾部,两手同时进行,各抓36次。

14.两手置于腰部,以掌根按腰眼处、手心向内快速上下抖动15~20次。

15.取坐位,以左手或右手中指尖按揉人中1~2分钟(见图5)。

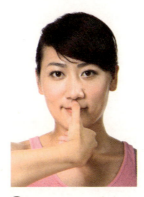

⑤ 按揉人中

## ▶ 手足耳按摩

**特效穴位**

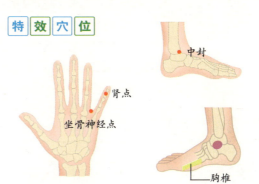

**按摩方法**

1.取肾点,稍微用力掐捏20~30次(见图6)。

2.按揉手背侧的腰椎反射区,反复按揉30~50次(见图7)。

3.按揉小指与无名指交界处手背侧的坐骨神经点,反复按揉20~30次。

4.用拇指指腹抵住金门,对产生敏感反应的区域用力按压揉搓5~10次。

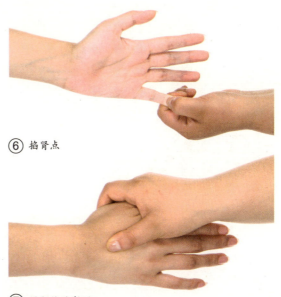

⑥ 掐肾点

⑦ 揉腰椎反射区

# 颈椎病

颈椎病又称颈椎综合征或颈肩综合征，是因颈椎间盘退行性病变、颈椎骨质增生导致颈部关节失稳，引起颈椎、关节及颈部软组织发生一系列病理变化，从而刺激、压迫颈神经根、椎动脉、颈部脊髓或交感神经而产生的综合征。颈椎病多发于中老年人，发病年龄一般在40岁以上。

## ▶ 全身按摩

**特效穴位**

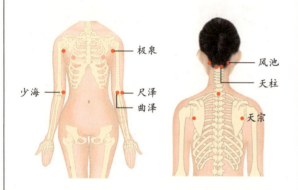

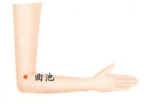

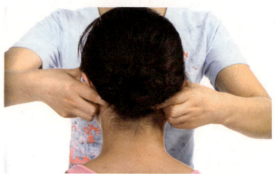

① 揉风池

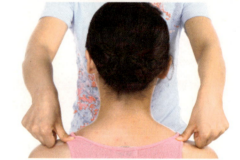

② 按压、拿捏肩井

**按摩方法**

1. 用双手按揉风池2分钟，然后从风池拿捏到肩背部，反复10次，最后用力点按风池。直至患者双肩感到酸胀、灼热（见图1）。

2. 找出肩井，用手按压、拿捏此穴30次，然后用食指、中指、无名指三指从颈部正中的颈椎棘突侧到两侧颈部肌肉上，从上至下按压、刮擦此处20次（见图2）。

3. 点按天宗2分钟，让肩胛部感到酸胀，再用掌根按揉整个肩胛部2分钟。

4. 拿捏腋窝下极泉15次，直至同侧手指感到麻木为止（见下页图3）。

5. 手指用力拿捏两侧颈项部，进行有节律的提捏2分钟，动作一定要缓慢、柔和、连贯。

6. 用中等力度，以右手掌托住下颌，左手掌虎口分开托住后颈，沿垂直方向向上牵引，力度逐渐加大，持续3分钟。

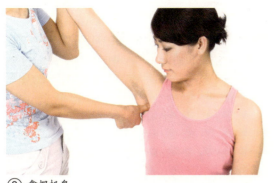

③ 拿捏极泉

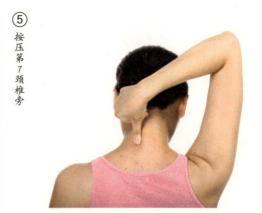

⑤ 按压第7颈椎旁

7.让患者放轻松,用中等力度轻拍患者颈肩部,侧掌击打双肩、颈项之间的区域,拿捏双侧肩井,按压天宗,然后甩动双手。

8.用双手固定颈部,前后俯仰头10次。(见图4-1、图4-2)。

9.用双手拿、捏头部,同时将头部向上提拿。反复5次。

10.双手按压颈椎旁线,边揉边移动。反复5次。

11.用双手掌心摩擦颈部,直至颈部产生灼热感。

12.用中指指腹按压第7颈椎旁50次,左右手互相按摩对侧穴位,直到局部有麻木感(见图5)。

④-1 头部前俯

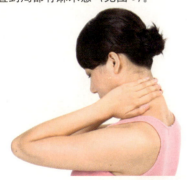

④-2 头部后仰

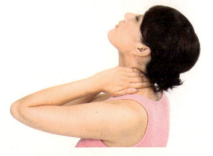

## ▶ 手足耳按摩

### 特 效 穴 位

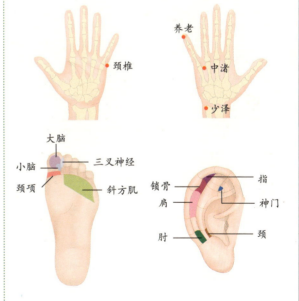

### 按 摩 方 法

1.用双手手指指腹端按压养老,每次按压2分钟,每日按2次(见下页图6)。

2.用拇指和食指按压、揉捏小拇指两侧的少泽。每次

2分钟，每日2次。力度适中。

3.用手指指端垂直用力按压中渚，每次2分钟，每日2次。

4.按压颈项（见图7）、三叉神经（见图8）、小脑等反射区各50次。

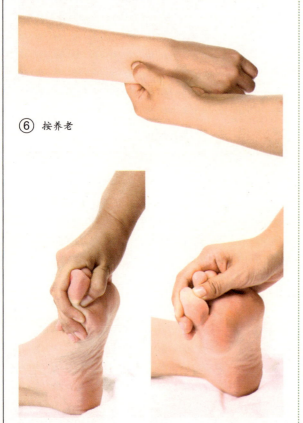

⑥ 按养老

⑦ 按压颈项反射区　　⑧ 按压三叉神经反射区

5.单食指扣拳法推压斜方肌、大脑等反射区各50次。

6.捏指法反复推压脊柱30次。

7.单食指扣拳法按揉肘、膝等反射区各30次。

8.用指甲推腕反射区20秒。

9.用指甲推指反射区20秒。

10.用指甲推锁骨反射区30秒。

11.用指甲推肩反射区30秒。

12.点掐神门20秒。

# 贴|心|小|叮|咛

长期伏案工作的人们，颈椎越来越僵硬，可以通过下面的瑜伽操来缓解颈部疲劳症状，并预防颈椎病的发生。

**颈部伸展**

直立，头部轻柔地向右侧倾斜，将右耳轻放于右肩上，用鼻均匀地深呼吸，1分钟后，换另一侧练习。放松，调匀呼吸，配合冥想，把意念中的画面切换到杨柳低垂的湖边，效果会加倍。

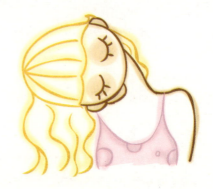

**扩胸运动**

直立，两手在背后交握，两肩夹紧，手臂带着胸部往上提升，越高越好。手臂上提时用鼻子吸入尽可能多的氧气，手臂放下时呼气。

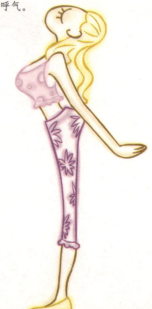

# 腰肌劳损

腰部肌肉、筋膜、韧带等软组织慢性损伤而引起的腰部疼痛、乏力甚至活动受限的疾病，是引起腰痛的常见原因。本病起病缓慢，病情不重，迁延日久，积劳成疾。腰肌劳损是常见病、多发病，患者以体力劳动或以固定姿势工作的人较多见。临床表现为：有些患者在棘间、髂后上棘、骶髂关节或腰骶关节及第2、第3腰椎的横突处有不同程度的压痛感，有的压痛范围广泛或无固定压痛点。

## ▶ 全身按摩

**特效穴位**

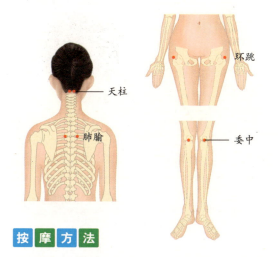

天柱　肺俞　环跳　委中

**按摩方法**

1. 患者俯卧，按摩者双手置于天柱，以掌指关节用力，沿督脉搓滚至骶骨处。反复按摩2～3分钟。
2. 双手置于患者的肺俞处，轻轻按压此穴，反复按摩2～3分钟。
3. 双手置于患者的肾俞处，用手指按揉，动作持续2～3分钟。
4. 患者也可以自己进行按摩，将双手握拳，食指掌指关节放在腰部按揉5分钟；再用食指、中指、无名指指腹按揉腰两侧的肌肉，随后，将手移动到腰骶部，按摩3分钟。最后，点按委中、环跳和足三里，每个穴位按揉3分钟。

## ▶ 手足耳按摩

**特效穴位**

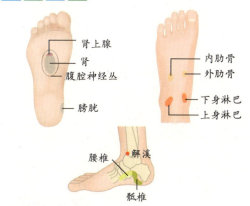

肾上腺　肾　腹腔神经丛　膀胱　内肋骨　外肋骨　下身淋巴　上身淋巴　腰椎　解溪　骶椎

**按摩方法**

1. 捏指法推压足部腰椎、骶椎等反射区各50次（见图1）。
2. 捏指法按揉足部的解溪、上下身淋巴反射区各30次（见图2）。
3. 单食指扣拳法按揉足部肾上腺、膀胱反射区各30次。
4. 双指扣拳法或单食指扣拳法推压腹腔神经丛反射区30次。

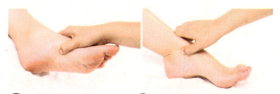

① 按捏腰椎反射区　② 按压上下身淋巴反射区

# 肩周炎

肩周炎是指肩关节周围的筋腱发生损伤性或退行性病变所引起的以肩关节疼痛、活动功能障碍为主要症状的常见病、多发病。本病好发的年龄是50岁左右，女性比男性多发，且多是一侧发生肩周炎，很少有两侧同时发作的。本病可自我痊愈，如果肩部平常能多做些运动，可以使肩周炎自我恢复，但是这个过程比较漫长。不过如果可以得到较好的治疗，该病会较快康复。

## ▶ 全身按摩

### 特效穴位

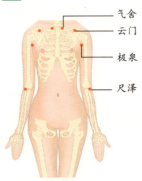

气舍、云门、极泉、尺泽

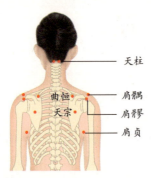

天柱、曲垣、天宗、肩髃、肩髎、肩贞

### 按摩方法

1. 患者俯卧，用两只手按压住患者的肩胛骨，以拇指同时指压左右天宗，同时用手抵住腋下的极泉。这样可以缓解肩膀疼痛（见图1）。

2. 用一手支撑患者的手臂，用另一只手按压臑会，可缓解手臂因疼痛而无法举高的症状，对肩膀三角肌以及上臂疼痛较有效（见图2）。

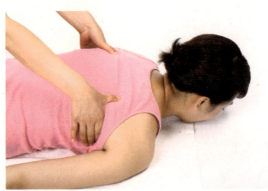

① 按压天宗、极泉

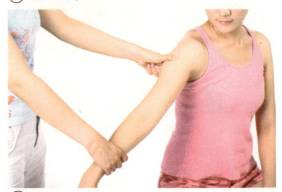

② 按压臑会

3. 抓住患者肩膀，拇指用力按压肩井。可缓解肩膀的酸痛（见下页图3）。

4. 按揉患者的肩井、肩髃、肩髎、肩贞各1分钟。其中对肩井、肩贞力度要大一些（见下页图4）。

5.用拿法、揉法在患者肩部及上肢内侧按摩,然后抓、捏肩后大筋5次,最后用拇指、食指按压腋下极泉5次。直至患者有酸胀、灼热感。

8.双手分别置于肩前后做环旋运动,再用叩法轻击肩周部位。反复操作15次。

9.用对侧手掌置于患肩周炎的单侧肩部做顺时针方向按、揉50次,以患处感觉到热为宜(见图6)。

10.用手掌摩擦、刮患侧肩膀,以产生灼热感为宜。

11.用对侧手掌托住患侧肘部,做前后左右摆动肩膀的运动(见图7)。

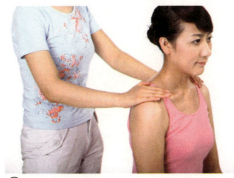

③ 用力按压肩井

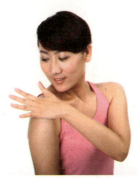

⑥ 以顺时针按、揉肩部　　⑦ 摆动肩膀

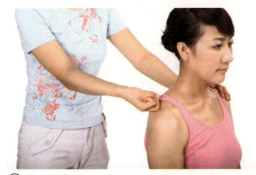

④ 按揉肩髃

12.用对侧手掌托住患侧手腕部,做向上抬举肩膀的运动。反复10次(见图8-1、图8-2)。

6.一手握住肩部,一手握住腕部,以肩关节为中心做旋转运动,幅度由小变大,以患者能承受的力度为最佳(见图5-1、图5-2)。

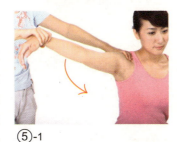

⑤-1

7.双手握住患者的腕部,分别向上、下、左、右方向摇动上肢,约5分钟。

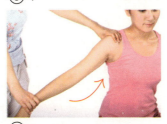

⑤-2 旋转肩关节

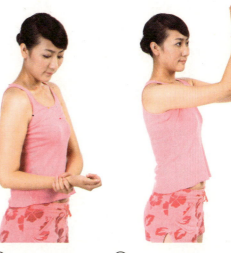

⑧-1 托住手腕　　⑧-2 向上抬举肩膀

调理慢性病的按摩

第五章

## 手足耳按摩

**特效穴位**

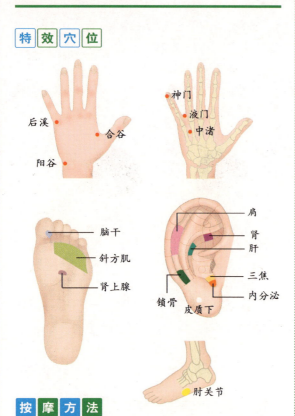

**按摩方法**

1. 按压手背侧的阳谷、后溪（见图9）、液门、中渚，每处压揉1分钟左右。
2. 掐手掌侧的太渊（见图10）、神门各1分钟。
3. 推压手部的肩关节反射区3分钟（见图11）。

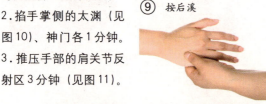

⑨ 按后溪

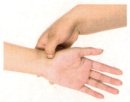

⑩ 掐太渊

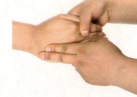

⑪ 推压肩关节反射区

4. 单食指扣拳法推压脚部的肩关节反射区50次（见图12）。
5. 按压颈项反射区50次（见图13）。

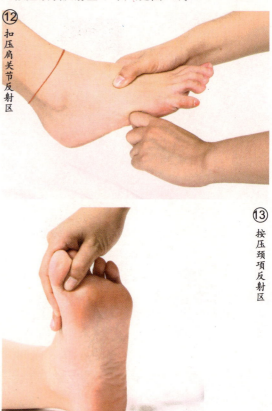

⑫ 扣压肩关节反射区

⑬ 按压颈项反射区

6. 单食指扣拳法按揉斜方肌、脑干反射区各30次。
7. 推肩反射区1~2分钟。
8. 以拇指及食指指腹按揉肾反射区，力量大小以身体能承受为度。每天1~3次，每次按揉10~30次。
9. 捏揉锁骨反射区1~2分钟。
10. 点掐内分泌反射区1~2分钟。
11. 以拇指及食指指腹按揉肝反射区，力度以身体能够承受为度，每天1~3次，每次10~30次。
12. 以拇指及食指点掐三焦反射区，以身体能够承受的力度为限，每天1~3次，每次揉压10~20次，两侧耳朵交替进行。

# 类风湿性关节炎

类风湿性关节炎患者多在早上起来后，感到指头僵硬、手脚麻痹等不适症状，如果时间过久，关节疼痛就会慢慢扩大，会从小关节疼痛发展成大关节疼痛。类风湿性关节炎是一种常见的伴有全身症状的慢性关节疾病。多见于学龄儿童，女性较多。其发病后全身关节都可受累，但主要侵犯四肢小关节，严重者还可累及脊柱。

## ▶ 全身按摩

**特效穴位**

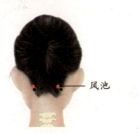
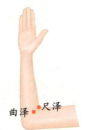

**按摩方法**

如果患者前臂感到不适，可用拇指指尖稍微用力按压尺泽、曲泽，各5分钟。

## ▶ 手足耳按摩

**特效穴位**

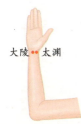

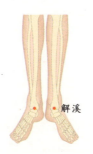

**按摩方法**

1. 弯曲拇指，用拇指指端按压患者太渊，直至患者感到酸胀。按压此穴，可以缓和手部疲劳和关节疼痛（见图1）。
2. 如果发现手指活动不灵活，可以用力按压大陵（见图2）、阳池，各5分钟。
3. 患者仰卧，用拇指按压解溪（见图3）、涌泉各5分钟，能缓和脚踝部疼痛。
4. 用手掌心摩擦脚底，直至患者感到温热。
5. 患者仰卧，用拇指按压患者太溪（见图4）、申脉，各3分钟。

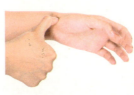
① 按压太渊

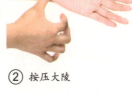
② 按压大陵

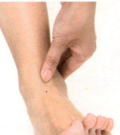
③ 按压解溪

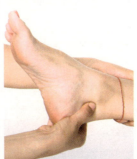
④ 按压太溪

第五章 调理慢性病的按摩

# 腰椎骨质增生

腰椎骨质增生多见于长期腰椎负荷过重或操作过多引起的骨关节病，还有一些青年因过劳或受伤也会引起此类疾病。早期仅觉腰部酸痛或活动不灵，严重者关节活动受限而产生剧烈疼痛，常伴有脊神经根发射性症状，形成单或双侧坐骨神经痛，行动比较困难。

## ▶ 全身按摩

**特效穴位**

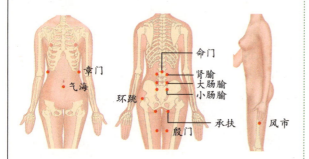

**按摩方法**

1. 患者坐位，按摩者站其后，用两拇指同时用力按压患者的章门，然后拿捏腰部肌肉20次，以局部有酸胀感及微痛感为宜。
2. 患者仰卧，按摩者在患者的侧面，将其下肢夹于腋下，分别按顺时针、逆时针旋转髋关节10圈，然后用力牵引下肢约1分钟。
3. 按压患者命门、肾俞、大肠俞，各1分钟，以感到酸胀为宜（见图1）。
4. 用双手按压患者环跳、承扶、殷门、风市各1分钟，直至患者感到酸胀为止（见图2）。
5. 患者俯卧，用推拿法自上而下从两侧背部到小腿，反复按摩20次（见图3）。
6. 患者俯卧，用掌根沿着脊柱两侧进行推拿、摩擦，尤其是按压小肠俞、肾俞3分钟，直至患者皮肤发红为止。

① 按压肾俞

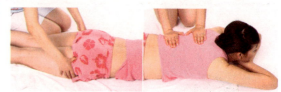

② 按压承扶　　③ 自上而下推拿背部两侧

## ▶ 手足耳按摩

**特效穴位**

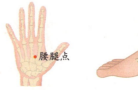
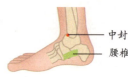

**按摩方法**

1. 按压第一腰腿点、第二腰腿点，稍微用些力，反复按压20~30次。
2. 扣指法，由足趾端至足跟端紧压第1跖骨的底缘推压5次，也可用拇指推掌法或食指压刮法，由远而近，逐次加力，做5次。
3. 拇指指腹按住中封，稍稍用力按压30秒。
4. 拇指指腹置于金门处，稍用力按压，对有敏感反应处用力揉搓。

# 循环系统疾病

## 畏寒症

畏寒是由于手脚等末梢部位血流不畅,末梢神经的排泄物不能充分排出而引起的。当外界气温过冷时,人体为了保持体内温度的恒定,将加大这些部位的血液循环,相应的手脚部位的血液循环减少,所以会出现手脚冰凉的现象。

### ● 全身按摩

**特 效 穴 位**

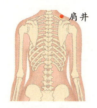
肩井

**按 摩 方 法**

1. 患者取坐位,按摩者一只手撑住患者的前额,用另一只手的拇指和食指沿颈部曲线上下轻捋。
2. 用拇指按压肩井2分钟。
3. 双手用力按摩对方颈部至肩膀部分。

### ● 手足耳按摩

**特 效 穴 位**

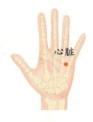
心脏

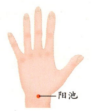
阳池

**按 摩 方 法**

1. 每天洗澡后或在感到冷时,先用双手十指交叉并相互搓擦后分开。用力要对称,速度匀速且快,要有一定往返距离。
2. 用右手拇指按压左手手背小指根部的心脏反射区。

具有补脾益肾、散寒通络的功效,故而对畏寒有良好的恢复作用。

3. 若是有手足发冷的情况,即可指压阳池。用拇指指腹仔细按摩,最好是慢慢地进行,时间要长,力度要缓,两手交替进行。每日3~5次,每次5~10分钟。
4. 手握空拳或可乐空瓶,轻而快速又有节奏地敲击脚底7~10次。
5. 拇指和食指轻捏各趾,并配合旋转各趾3~5遍。
6. 用拇指指腹来回推摩脚底,直至脚底发热为止。操作时指掌要紧贴体表,用力稳健,速度缓慢均匀,应沿骨骼走向施行,且在同一层次上推动。
7. 食指关节重力揉按脚部的肝、肾脏等反射区7~10次。可使肌肉的血液循环良好,促进新陈代谢,也有放松精神和恢复、预防筋骨疲劳的作用。
8. 分别用双手食、中指夹住耳部,做往返上下搓擦,产生热感或酸胀的感觉至耳部发热为度。此法可温经通络,活血化瘀。

## 贴 心 小 叮 咛

**畏寒症着装的基本原则**

畏寒症着装的基本原则是"上装薄下装厚"。腰部周围有许多大血管,如果下半身保温得好上半身也就不容易感到太冷。避免穿紧身衣和紧身裤,这样的衣服会影响脏器和皮肤的血液循环,使身体容易产生发冷的感觉。内衣一定要贴身,越贴身的内衣越能保暖,纯羊毛的长袖内衣也不可缺少。一定要注意脚底的保暖,不然会加重寒冷的感觉。最好穿上具有良好保暖效果的羊毛袜,居家时再穿上一双棉拖鞋。含有少量莱卡成分的羊毛或羊绒袜也有暖身效果。

# 冠心病

冠心病是冠状动脉粥样硬化性心脏病的简称，是指供给心脏营养物质的血管——冠状动脉发生严重粥样硬化或痉挛，使冠状动脉狭窄或阻塞，以及血栓形成造成管腔闭塞，导致心肌缺血缺氧或梗塞的一种心脏病，亦称缺血性心脏病。冠心病是动脉粥样硬化导致器官病变的最常见类型，也是危害中老年人健康的常见病。高血压、高血脂、内分泌疾病或者生气、劳累、紧张、失眠、过饥过饱、气候变化等都能诱发本病。

## ▶ 全身按摩

### 特效穴位

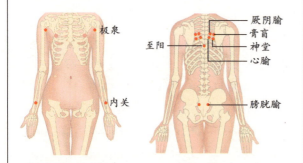

### 按摩方法

1. 患者取俯卧位。按摩者按、压、揉患者的左侧肩胛区5分钟，力度要大，直至患者胸背感到温热为宜（见图1）。

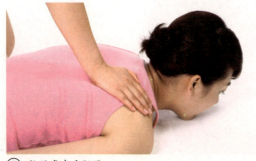

① 按压患者肩胛区

2. 用拇指指端按、揉患者背部的心俞、厥阴俞、膏肓、神堂，各40～50次，直至患者感到酸胀（见图2）。

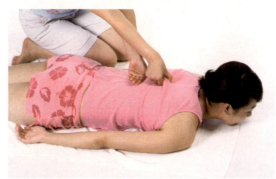

② 按揉心俞

3. 用手掌沿着背部正中的督脉进行拿捏、按压，上下往返操作3次，尽量放松身体，让背部肌肉放松，达到疏通背部经络的作用。

4. 用手掌侧缘摩、擦背部督脉以及膀胱经，直至患者感觉到温热为宜。

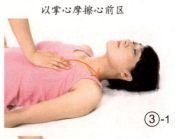

以掌心摩擦心前区

③-1

5. 用手掌掌心快速摩擦心前区2分钟（见图3-1、图3-2）。

6. 双手分开成爪

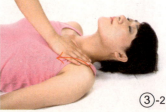

③-2

形，用力于胸部，顺着肋骨的走向上下摩擦40次，直至患者感到微热为宜。

7.用拇指指腹按压上肢内侧腕关节处的内关50次，直到患者感到酸胀为宜。

8.将双手摩擦发热，然后摩擦胸部50次，力度较大（见图4-1、图4-2）。

9.用拇指指端用力按压背部中线以及至阳（见图5）。

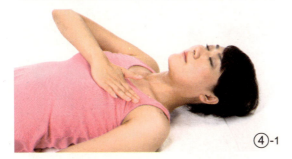

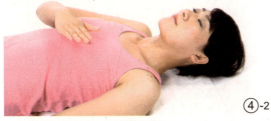
摩擦胸部

10.用右手食指按压腋窝下的极泉，直至感到麻木（见图6）。

11.睡前轻轻拍心前区40次，可预防冠心病发作。

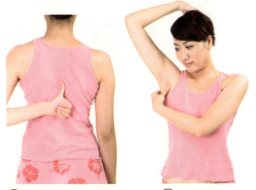
⑤ 按压至阳　　⑥ 按压极泉

## ▶ 手足耳按摩

**特 效 穴 位**

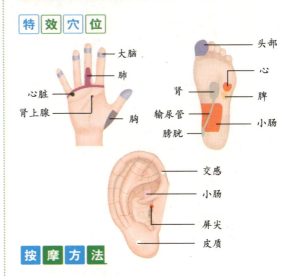

**按 摩 方 法**

1.用双手手指指腹端按压手腕处的神门，每次3分钟，每日2次。力度适中。

2.由指尖分别向指根方向推按10～20次。

3.每天点按肾上腺反射区10～30次。

4.按压心反射区时，对虚弱的人用单食指扣拳法，由足跟端向足趾端方向压刮，对外表强壮的人则由足趾跟端向下压刮（见图7）。

5.用单食指扣拳法，即食指中节内侧向足外侧扇形旋压5次。加适当压力后，稍向内或向外旋转约60度或定点按压，力度不可太大。

6.按压膀胱反射区，每次2分钟，每天10～20次（见图8）。

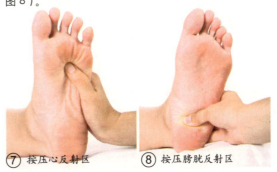
⑦ 按压心反射区　　⑧ 按压膀胱反射区

# 高血压

高血压是一种以动脉血压升高为特征，可伴有心、脑、肾等器官功能性或器质性改变的全身性疾病。若在未服降压药的情况下，安静状态收缩压140毫米汞柱和（或）舒张压90毫米汞柱，即为高血压。现代研究认为，高血压的病因与某些先天性遗传基因和许多致病性"增压"因素有关，如家族高血压疾病史、长期精神紧张、焦虑、年龄增长、过多摄入钠盐、吸烟、肥胖等因素均与本病有关。

## ▶ 全身按摩

**特效穴位**

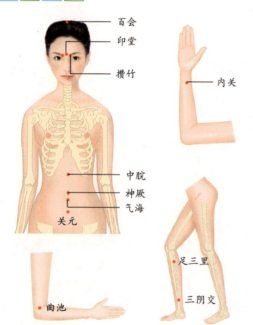

**按摩方法**

1. 用双手手指按揉印堂50次。
2. 两手十指弯曲做梳头状，从前发际向后发际摩擦30次。
3. 用拇指从耳垂向锁骨上窝进行揉、捏、摩擦，两手交替按摩，左右两侧各50次（见图1-1、图1-2）。
4. 按压风池50次，然后用双手提拿颈部肌肉，自上而下反复20次，直至患者局部感到酸胀。
5. 两手重叠，将掌心放在肚脐上方，做顺时针按摩2分钟左右。
6. 用手指指腹用力按揉神阙、气海、关元，各30次。
7. 用手指指腹按揉足三里、三阴交，各50次。
8. 用拇指、食指分别按压太阳、攒竹、百会，做环状按摩2分钟（见图2）。

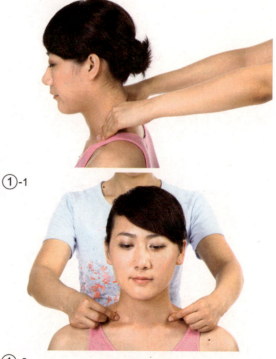

①-1

①-2　揉、捏锁骨上窝

9.用手指指腹按压、摩擦风池、曲池、内关，各2分钟（见图3）。

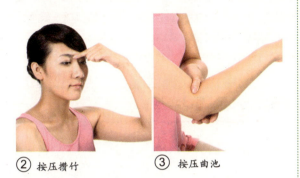

② 按压攒竹　　③ 按压曲池

## 手足耳按摩

**特效穴位**

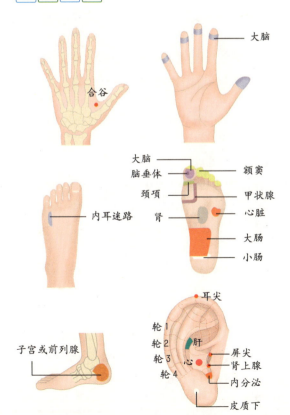

合谷

大脑

大脑
脑垂体
颈项
内耳迷路
额窦
甲状腺
心脏
肾
大肠
小肠

子宫或前列腺

耳尖
轮1
轮2
轮3
轮4
肝
心
屏尖
肾上腺
内分泌
皮质下

**按摩方法**

1.用拇指指腹按揉大脑反射区3~5分钟。
2.用拇指指腹按揉合谷2~3分钟，力度稍微大一些。
3.单食指扣拳法按揉处在足部的心脏、甲状腺、肾等反射区各72次。
4.按压脑垂体、额窦等反射区各30次（见图4）。
5.捏指法推压位于足部处的颈项、颈椎等反射区各48次。
6.单食指刮压法刮压处在足部处的内耳迷路、子宫前列腺等反射区，各50次（见图5）。
7.单食指扣拳法按揉处在足部处的大脑、甲状腺、大肠、小肠等反射区各50次。
8.按压内分泌反射区50~100次。
9.点掐屏尖反射区20~30次。
10.推肾上腺反射区30~50次。
11.用拇指和食指捏住耳廓，从上向下进行按揉，左右各50次（见图6）。

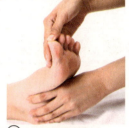

④ 按压额窦反射区

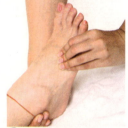

⑤ 推压内耳迷路反射区

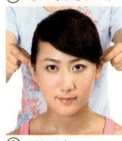

⑥ 揉捏耳廓

## 贴心小叮咛

★注意每年要定期检查高血压。尤其是现在越来越多的年轻人没有任何高血压症状，也就是说无头晕、嗜睡、烦躁等症状，但是却有高血压病。
★注意饮食。饮食一定要清淡，高血压患者以及正常人每天的摄盐量应控制在5克以内。同时也要注意维生素的摄入。
★多参加体育锻炼，控制体重。
★对女性而言，尤其是35岁以上的女性要尽量不服避孕药。

# 低血压

最高血压为100～110毫米汞柱以下的情况即为低血压症，又可分为急性低血压和慢性低血压。平时我们所研究的低血压大多为慢性低血压。据统计，慢性低血压的发病率为4%左右，老年人群中可高达10%。慢性低血压一般又可分为体质性低血压、体位性低血压和继发性低血压。

## ▶ 全身按摩

**特效穴位**

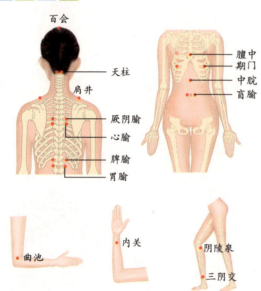

**按摩方法**

1. 两手抱住患者的头部，以左右拇指按住百会，由正上方进行指压。
2. 从患者后面用双手抱住患者的头，用拇指指压天柱。
3. 患者呈俯卧姿势，治疗者用拇指按住患者后背处的厥阴俞，稍微施加些力，反复按压。
4. 患者呈仰卧状，治疗者的食指与中指并拢，以中指为中心，按压肓俞，力量可稍微加大些，反复按压1分钟。

## ▶ 手足耳按摩

**特效穴位**

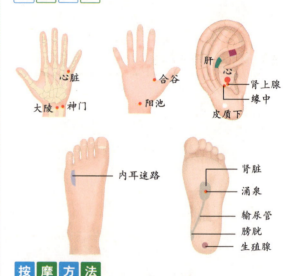

**按摩方法**

1. 用拇指指腹揉按位于手部的心脏反射区5～10分钟。
2. 用拇指重力按压神门5秒钟，然后迅速放开。
3. 用空饮料瓶轻轻敲打足底及足心15～20分钟，重点放在肾脏、输尿管、膀胱等反射区上。
4. 用大拇指点揉涌泉，力度在能承受的程度下尽量加重，点揉5次左右，另一侧做同样的按摩。
5. 用拇指指腹按摩内耳迷路反射区3～5分钟，动作不要间断，有节律、轻柔地进行。
6. 拇指指腹放于耳背的升压沟处，食指指腹置于耳廓的相应位置，两手指配合，上下搓摩3～5分钟，每日2次。

# 贫血

贫血是指血液中红血球数量太少，血红素不足。贫血分成几种不同的情形，其中一种是缺铁性贫血，所谓的缺铁性贫血就是红血球中铁质含量太少，这也是所有贫血情形中最常见的一种。

## ▶ 全身按摩

**特效穴位**

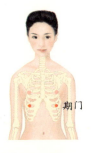 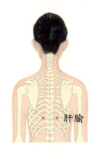

**按摩方法**

1. 坐在带有靠背的椅子上，单手握拳，置于后背处的肝腧上，上体后仰，利用体重按压穴位。
2. 将两手除拇指外的四根手指叠放在期门上，大范围按揉。
3. 用两手掌抱住头部，五指张开，用手指按、揉压完骨，同时用手掌摩擦颈部。

## ▶ 手足耳按摩

**特效穴位**

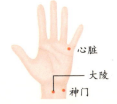 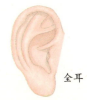 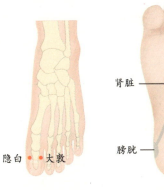 

**按摩方法**

1. 用拇指和食指揉捏神门、大陵，每次3～5分钟。
2. 揉按手部的心脏反射区3～5分钟。动作要连续而有规律，用力由小渐大，再由大渐小，均匀地按摩。
3. 用牙签刺激足部的隐白、大敦两穴，每穴7～15次。
4. 用拇指指腹推揉足部的心、脾反射区，每个反射区按摩3～5分钟。操作时指掌要紧贴体表，用力稳健，速度缓慢均匀，应沿骨骼走向施行，且在同一层次上推动。
5. 用拇指指腹推揉位于足部的肾脏、输尿管、膀胱等反射区，每个反射区各按摩3～5分钟。力度以感到胀痛为宜。
6. 用两手食指自内而外，依次按压耳内各部位。双手掌心摩擦发热后，按摩耳廓腹背两面，每面反复按摩5～6次。
7. 用两手食指与拇指配合来回揉搓耳廓、耳垂，直至耳廓和耳垂发红发热，每日2～3次。

# 高脂血症

血脂为血液中所含脂类物质的总称。血液中的脂类主要包括甘油三酯、磷脂、胆固醇和游离脂肪酸。由于脂肪代谢或运转异常使血浆一种或多种脂质高于正常，称为高脂血症。脂质不溶或微溶于水必须与蛋白质结合以脂蛋白形式存在，因此，高脂血症常为高脂蛋白血症。高脂血症是促使动脉粥样硬化和危及人类健康的冠状动脉粥样硬化性心脏病（CHD）的主要危险因素之一，而降低血脂就可以降低冠状动脉粥样硬化性心脏病的发生率。

## ▶ 全身按摩

**特效穴位**

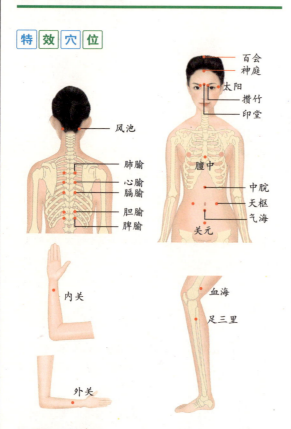

**按摩方法**

1. 用手指按顺时针或逆时针的方向按揉太阳，每个方向按揉1分钟，每天按摩10次。力度逐渐加强。
2. 用拇指指端按压中脘，力度稍轻（见图1）。
3. 用双手手指指端按揉气海，做环状运动。力度适中，可反复操作（见图2）。
4. 用手指指腹垂直按压、拿捏内关，每次2分钟，每日2次。
5. 用双手手指指腹用力按压足三里，或者手掌打开，握住腿部，用拇指按压此穴，力度可稍稍大一些，每日2次，每次5分钟（见图3）。
6. 用拇指指腹用力按压三阴交，每日2次，每次5分钟左右（见图4）。

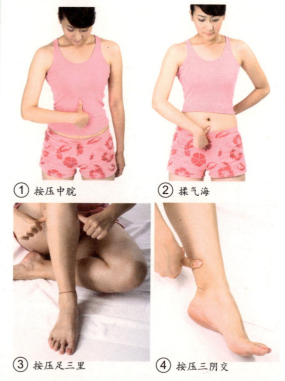

① 按压中脘　② 揉气海
③ 按压足三里　④ 按压三阴交

## ▶ 手足耳按摩

**特 效 穴 位**

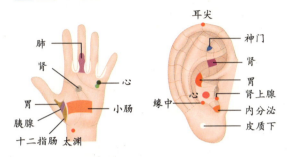

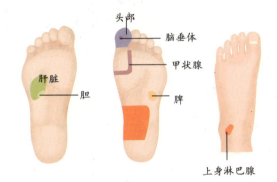

**按 摩 方 法**

1. 用点按法按摩合谷、少商、鱼际、太渊、阳池，各1分钟。
2. 按摩手部脾、肺、肾、心等反射区各1分钟（见图5）。

3. 用点掐法按摩手部胰腺、胃、十二指肠、大肠等反射区各1分钟。
4. 单食指扣拳法推压足部处的肝脏、小肠（见图6）、甲状腺、头部（见图7）等反射区各50次。

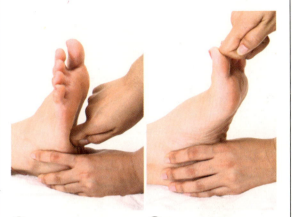

⑥ 扣压小肠反射区　　⑦ 按压头反射区

5. 单食指扣拳法按揉位于足部的胆、脾、上身淋巴腺等反射区各50次。
6. 握足扣指法按揉脑垂体反射区30次（见图8）。
7. 点按神门2分钟。
8. 按压内分泌反射区3分钟。
9. 按揉胃反射区2分钟。
10. 按压肾上腺反射区2分钟。
11. 掐揉缘中反射区2分钟。

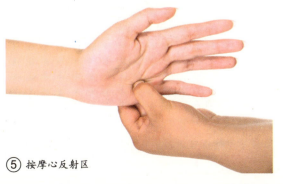

⑤ 按摩心反射区

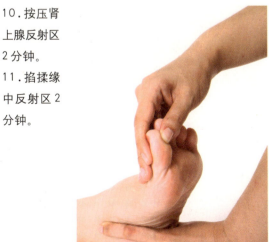

⑧ 按揉脑垂体反射区

# 动脉硬化

动脉硬化是动脉的一种非炎症性病变，是动脉管壁增厚、变硬，失去弹性和管腔狭小的退行性和增生性病变的总称。常见的有动脉粥样硬化、动脉中层钙化、小动脉硬化3种。动脉粥样硬化是动脉硬化中最为常见的类型，为心肌梗塞死和脑卒中的主要病因。该病并不难诊断，是一种常发性疾病。

## 全身按摩

**特效穴位**

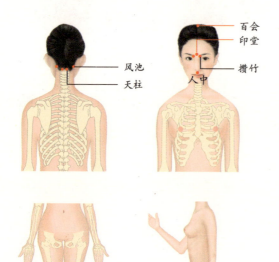

**按摩方法**

1. 双手手指指端用力从印堂向前额正中直至太阳，反复10次（见图1-1、图1-2）。
2. 单手握拳用大拇指第一关节突起处抵住百会，按揉2分钟左右（见下页图2）。
3. 用两手食指指腹端按压天柱，由上往下，或由下往上，每次按摩2分钟左右。

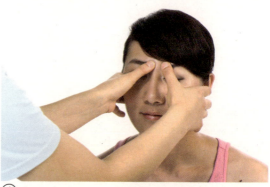

①-1

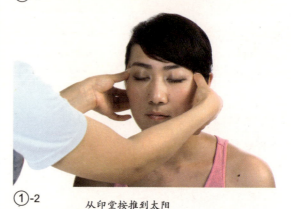

①-2　　从印堂按推到太阳

4. 双手指指腹端由上往下按压攒竹，每次2分钟，每日多做几次。
5. 双手手指指腹端垂直用力按压足三里，每日2次，每次5分钟左右。

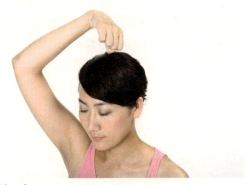

② 揉百会

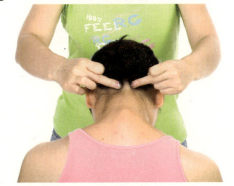

③ 按压天柱

## ▶ 手足耳按摩

**特 效 穴 位**

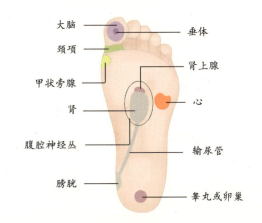

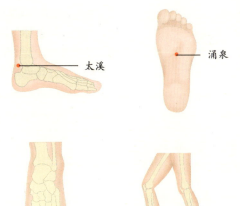

**按 摩 方 法**

1. 依次点按肾、肾上腺反射区，各100次，按摩力度以局部胀痛为度。

2. 由脚趾向脚跟方向推按输尿管反射区100次，按摩速度以每分钟30~50次为宜。

3. 点按膀胱反射区100次，力度以局部产生肿胀感为宜。

4. 由足跟向足尖方向推按甲状旁腺反射区50次。

5. 按揉涌泉、太溪、三阴交、太冲各30次。

6. 点按大脑、垂体、甲状旁腺、睾丸或卵巢、颈项、腹腔神经丛（见图4）、心、颈椎等反射区各50次。

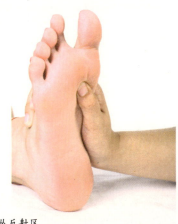

④ 按压腹腔神经丛反射区

# 中风

中风是中医学对急性脑血管疾病的统称。它是以猝然昏倒，不省人事，伴发口角歪斜、语言不利而出现半身不遂为主要症状的一类疾病。由于本病有发病率高、死亡率高、致残率高、复发率高以及并发症多的特点，所以医学界把它同冠心病、癌症并列为威胁人类健康的三大疾病之一。

## ▶ 全身按摩

### 特效穴位

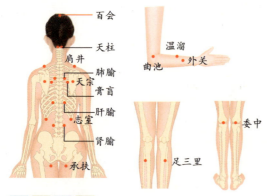

### 按摩方法

1. 患者呈卧位，用两手手指指腹端按、揉、压膏盲，每次2分钟左右。
2. 患者俯卧，用两手手指指腹端按揉天宗，每次2分钟。
3. 患者卧位，用两手指指腹按压肺腧，每次2分钟左右。
4. 患者卧位，用两手手指指腹端按揉肾腧，每次2分钟左右。
5. 用拇指或中指、食指、无名指三指用力按压承扶，每日2次，每次4分钟左右。
6. 用双手手指指腹端按压曲池，如果是自我按摩时，可以用双手食指互按对侧穴位，每次2分钟左右，每日2次。力度适中。

## ▶ 手足耳按摩

### 特效穴位

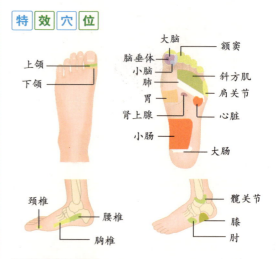

### 按摩方法

1. 单食指扣拳法按压额窦、大脑、斜方肌、胃、大肠、小肠、肺等反射区各50次（见图1）。
2. 捏指法推压胸椎（见图2）、腰椎等反射区各30次。
3. 握足扣指法按揉脑垂体反射区50次。

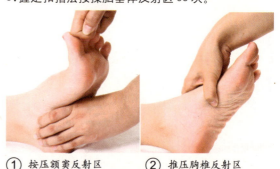

① 按压额窦反射区　② 推压胸椎反射区

## 代谢系统疾病

# 慢性肾炎

慢性肾小球肾炎简称慢性肾炎，由多种病因导致肾小球受损并经过数年后才发生肾功能减退的一种疾病。当前，诱发慢性肾炎疾病的原因尚不清楚，大约50%的慢性肾炎患者均无发病史，唯一可供参考的资料是，大多数慢性肾炎患者曾得过肾小球病。

### ▶ 全身按摩

**特效穴位**

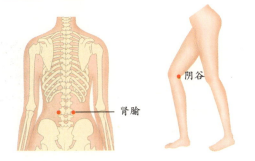

**按摩方法**

1. 用稍尖一点的按摩棒，刺激阴谷2～3分钟，对缓解慢性肾炎有一定疗效。
2. 按揉肾俞3～5分钟。

### ▶ 手足耳按摩

**特效穴位**

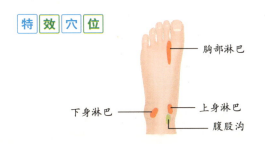

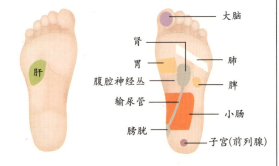

**按摩方法**

1. 双拇指捏指法按揉上、下身淋巴反射区50次。
2. 推压胸部淋巴反射区30次（见图1）。
3. 单食指刮压法刮压子宫（前列腺）反射区30次。
4. 单食指扣拳法按揉脾、肝、肾（见图2）、膀胱等反射区，各50次。
5. 单食指扣拳法推压胃、腹腔神经丛、输尿管、大脑、小肠、肺等反射区，各50次。
6. 捏指法按揉腹股沟反射区50次。

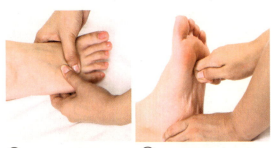

① 推压胸部淋巴反射区　② 按揉肾反射区

调理慢性病的按摩

# 糖尿病

糖尿病有现代文明病之称。其典型症状为"三多一少",即多饮、多尿、多食、消瘦。相当一部分患者的症状并不明显,因而身患糖尿病时却多浑然不知,直到体检或诊治其他疾病时才被发现,耽误了治疗时间。因此,为了早期发现糖尿病,有必要了解其早期发出的信号,及早预防治疗,防患于未然。

## ▶ 全身按摩

**特效穴位**

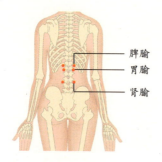

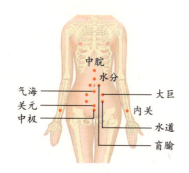

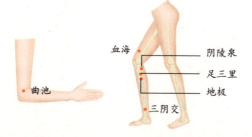

### 按摩方法

1. 用掌下侧沿背部脊柱两旁自上而下反复操作5次(见图1)。
2. 用力按压、揉搓第8胸椎棘突下左侧旁开1.5寸(一横指半宽)的胰俞(见图2),直至患者感到酸胀为宜。

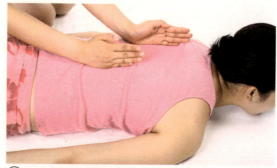

① 沿脊柱两旁按摩背部

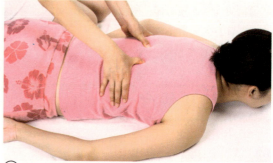

② 按压胰俞

3. 用力按压胃俞、肾俞,各2分钟,直至患者感到酸胀为宜。
4. 用手掌小鱼际摩擦脊柱两旁,反复操作5次。

5. 按揉患者中脘（见图3）、气海、关元、血海、足三里、三阴交、内关，各3分钟。

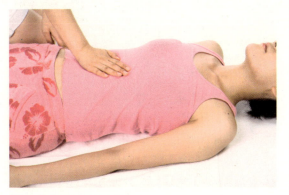

③ 按揉中脘

6. 用手掌掌心摩擦腹部5分钟，但要做顺时针或逆时针按摩，以温热为宜。

7. 手掌紧贴腹部，自胸骨下至中极用力推擦2分钟左右。

8. 用手掌的掌根沿一侧侧腰部用力推擦至对侧侧腰部，然后改用五指指腹勾擦回原处，按摩3分钟左右（见图4-1、图4-2、图4-3）。

9. 双手自然交叉，两个手掌的掌根按在双侧大横上（大横穴的位置在肚脐两侧的一个横掌处），双手小指按在关元上，双手拇指抵住中脘。找好位置后，轻轻下压腹部5分钟左右。

10. 用大拇指在内踝和跟腱处进行擦揉，每侧4分钟左右。

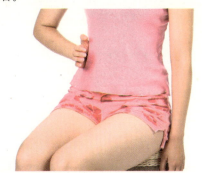

④-1 以掌根推擦侧腰部

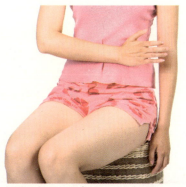

④-2 推擦至对侧侧腰部

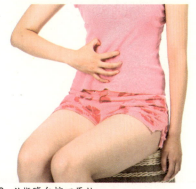

④-3 以指腹勾擦回原处

## ● 手足耳按摩

特 效 穴 位

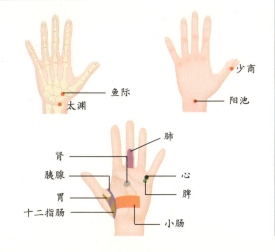

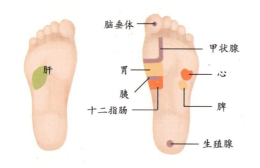

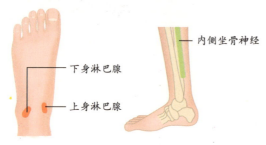

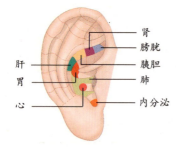

9. 捏指法推压内侧坐骨神经反射区30次（此反射区很重要，刚开始刺激时患者感觉很痛，逐渐加重力度，效果佳）。
10. 食指按压胰胆反射区1~2分钟。
11. 捏揉内分泌反射区1~2分钟。
12. 食指揉心反射区1~2分钟。
13. 食指揉肾反射区1~2分钟。
14. 食指按压肝反射区1~2分钟。
15. 食指揉肺反射区1~2分钟。
16. 食指揉胃反射区1~2分钟。
17. 食指揉膀胱反射区1~2分钟。
18. 搓摩耳廓3分钟。

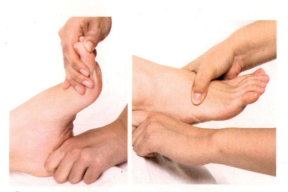

⑤ 按揉脑垂体反射区　⑥ 刮压生殖腺反射区

## 按摩方法

1. 点按合谷、少商、鱼际、太渊、阳池，各1分钟。
2. 推揉脾、肺、肾、心等反射区，各1分钟。
3. 揉按胰腺、胃、十二指肠、小肠、大肠等反射区，各1分钟。
4. 握足扣指法按揉脑垂体反射区50次（见图5）。
5. 单食指刮压生殖腺反射区（足外侧）50次（见图6）。
6. 单食指扣拳法推压胰、甲状腺、胃、十二指肠等反射区各50次。
7. 单食指扣拳法按揉心脏、肝、脾、副甲状腺等反射区各50次。
8. 双拇指捏指法按揉上、下身淋巴反射区各50次。

## 贴心小叮咛

★ 按时作息，早卧早起，合理安排生活，注意活动量。病轻者可自由活动，以不疲劳为宜，病重者应卧床休息；肥胖者应加强运动，使体重降至理想范围内。

★ 注意保持口腔和皮肤清洁，勤刷牙，常洗澡，防止口腔黏膜及牙龈溃烂和化脓性皮肤病。注意居室温度，及时添加衣被，避免因感冒而加重病情。

★ 保持心情舒畅，了解本病的病因、治疗方法，增强战胜疾病的信心，克服精神压力，积极主动地配合治疗。保持乐观精神，心胸开朗，避免精神过度激动，尤其要戒悲、制怒。

# 甲亢

甲状腺功能亢进症（甲亢）是一种临床上十分常见的内分泌疾病。本病多见于女性。主要由于甲状腺功能增高，分泌过多的甲状腺素，引起氧化过程加快、代谢率增高的一种常见内分泌疾病。

## ▶ 全身按摩

**特效穴位**

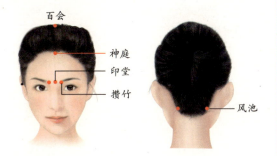

**按摩方法**

1. 用双手拇指桡侧缘交替推印堂至神庭30次。
2. 双手拇指指腹推攒竹、神庭、印堂各30次。

## ▶ 手足耳按摩

**特效穴位**

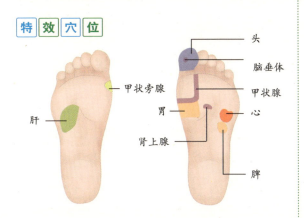

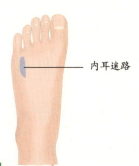

**按摩方法**

1. 单食指扣拳法扣压甲状腺（见图1）、胃、头部等反射区各50次。
2. 单食指扣拳法扣压副甲状腺、肾、肾上腺、心、脾、肝等反射区各50次（见图2）。
3. 单食指刮压法刮压内耳迷路反射区30次。
4. 推压眼反射区30次（见图3）。

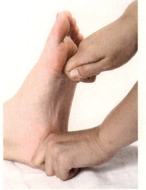

① 扣压甲状腺反射区

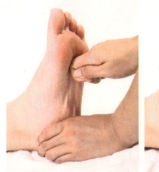

② 扣压肾上腺反射区

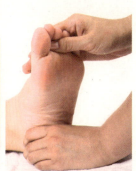

③ 推压眼反射区

# Part 6 塑身美容按摩

嫩肤美颜
脱发
减肥
雀斑
祛痘
黑眼圈
……

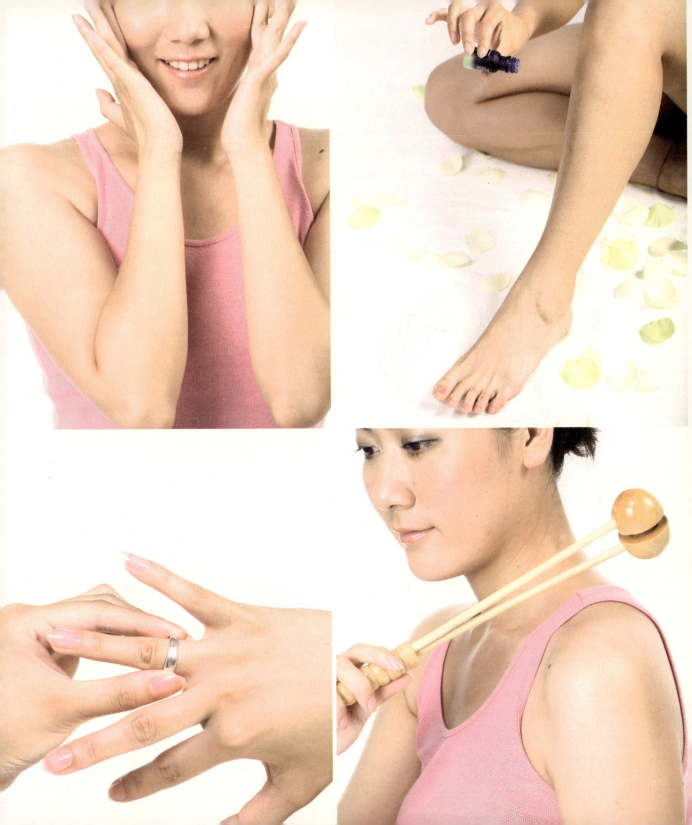

# 嫩肤美颜

嫩肤美颜按摩可促进面部皮肤的血液循环。肌肤通过毛细血管和淋巴组织来吸收营养成分，及时排出废物，祛除老化角质，达到延缓衰老的目的。另外，人体末梢神经大都分布在真皮组织，用手指按摩脸部肌肤能有效地刺激末梢神经，加强面肌的收缩力，提高肌肤弹性，减少皱纹，使肌肤更加丰满结实。

## ▶ 全身按摩

**特效穴位**

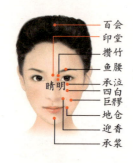
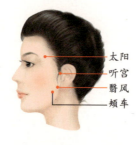

百会、印堂、攒竹、鱼腰、睛明、承泣、四白、巨髎、地仓、迎香、承浆、太阳、听宫、翳风、颊车

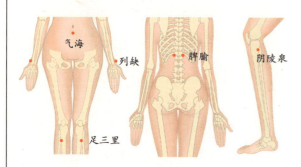

气海、列缺、脾俞、阴陵泉、足三里

**按摩方法**

1. **改善额头皱纹的按摩**：眉毛上下运动，尽量把两眉抬高，使额头形成横向皱纹，保持这种动作1分钟再恢复原状，重复8～10次；使眉毛做横向运动，尽量把眉毛左右拉开，再复原，重复数次。

2. **美化唇部的按摩**：嘟起嘴唇，将两颊肉内吸，重复8～10次（见图1）；把上唇尽量向前突出，重复8～10次；用双手提起嘴角，再放下，重复8～10次；口腔做充气和吹气的动作，重复8～10次（见图2）。

3. **双眼炯炯有神的按摩**：眨眼动作。先凝视前方，然后用力闭紧双眼，保持5秒，重复数次。眼珠的运动：第一，眼球上下运动，使眼球由上至下、由下至上垂直地运动；第二，眼球左右运动，眼球由左至右再从右至左水平地运动，重复数次；第三，眼睛斜向运动，把眼睛从右上转到左下，再从左上转到右下，重复数次；第四，旋转眼球运动，左转8遍，右转8遍。

4. **面部美容16大穴位按摩**：百会、印堂、攒竹、太阳、听宫、颊车、睛明、迎香、承泣、四白、巨髎、地仓、鱼腰、翳风、承浆。经常施以点按手法，能达到美容的效果。

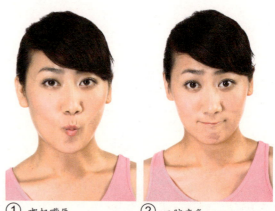

① 嘟起嘴唇　　② 口腔充气

# 手足耳按摩

**特效穴位**

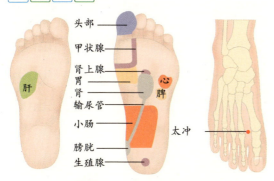

**按摩方法**

1. 刺激手部胃、大肠治疗点（见图3），胃、脾、大肠、肾上腺（见图4）等反射区；按压手部神门、大陵、阳池、合谷（见图5）。

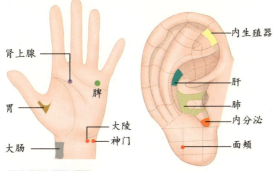

③ 掐大肠点　　④ 按肾上腺反射区

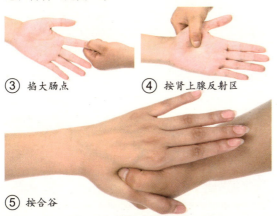

⑤ 按合谷

2. 单食指扣拳法推压足部甲状腺（见图6）、胃等反射区各50次；握足扣指法按揉生殖腺（足底）反射区（见图7）50次；单食指刮压法刮压生殖腺（足外侧）反射区50次；单食指扣拳法按揉足底的肝、脾、肾、肾上腺等反射区各50次。

3. 以食指从耳部三角窝开始，向耳甲艇、耳甲腔处按摩，重点按摩耳甲艇处，手法要轻柔，用力要均匀。再用十指、拇指对耳屏、耳垂进行捏揉，按摩时动作要轻柔，先上后下，反复按摩，直到感觉发热为止。最后以食指沿耳轮上下来回按摩。按摩时用力要均匀，不要用力摩擦，以免擦伤。

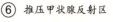
⑥ 推压甲状腺反射区

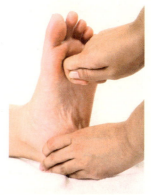

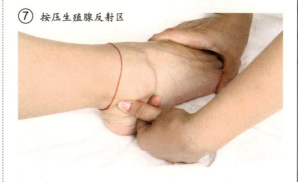
⑦ 按压生殖腺反射区

## 贴心小叮咛

★ 按摩结束后30分钟内最好饮一杯温开水，这样有利于气血的运行，同时不应喝茶、酒或其他饮料。

★ 女性在月经期或妊娠期，请不要做足疗，以免发生大出血和流产、早产。若身体过度疲劳，也不要做，以免发生低血糖休克。

★ 饮食不宜油腻，切忌暴饮暴食，可以多喝些美容粥，多喝水。

# 脱发

正常人平均每天脱发约50根左右，属于正常新陈代谢，每天脱落的头发与新生发的数量大致相同，因此不会变稀。如果脱发数量超过这个数字，且头发比以前明显变稀即为病理性脱发。如果平时脱发不多，但头发生长非常缓慢，头发渐稀，这也属于病理性脱发。不同的脱发类型致病原因也不一样，最常见的是男士脂溢性脱发，其原因为遗传因素或头顶部毛囊存在结构上的先天性缺陷。

## ▶ 全身按摩

**特效穴位**

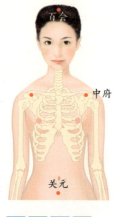
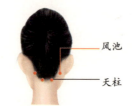
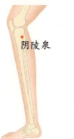

百会、风池、天柱、中府、阴陵泉、关元

**按摩方法**

1. 按住两侧的风池进行揉捏，直到感觉酸胀为止（见图1）。
2. 用双手手指指端按压天柱3分钟（见图2）。

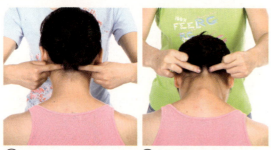

① 揉捏风池　　② 按压天柱

## ▶ 手足耳按摩

**特效穴位**

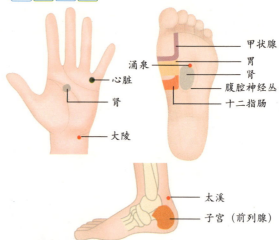

涌泉、心脏、肾、大陵、甲状腺、胃、肾、腹腔神经丛、十二指肠、太溪、子宫（前列腺）

**按摩方法**

对于白发较多的人，去除遗传因素，主要是工作压力大造成的，可经常用单食指扣拳法推压肾（见图3）、腹腔神经丛等反射区。治疗脱发，在操作时需加上对甲状腺、胃、十二指肠、子宫（前列腺）（见图4）等反射区的刺激。

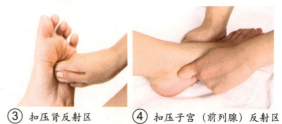

③ 扣压肾反射区　　④ 扣压子宫（前列腺）反射区

# 减肥

肥胖是人体内脂肪堆积过多造成的。轻度肥胖，仅需控制饮食，使摄入的总热量低于消耗量，少吃一些碳水化合物类的食物，多吃瓜果蔬菜，并多做体力劳动与锻炼，一般不必用药物治疗。辅以按摩，改善肠胃功能则能起到更好的效果。重度肥胖者则需综合减肥。

## ▶ 全身按摩

**特效穴位**

中脘
气海
关元
三阴交

**按摩方法**

1.足三里在外膝眼下3寸，胫骨外侧约一横指处，是强身健体的长寿穴位。用拇指或按摩器具在该穴上反复按揉120次（见图1）。

2.用拇指或按摩器具在三阴交上反复按揉120次（见图2）。

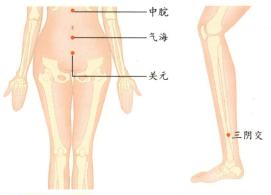
① 按揉足三里

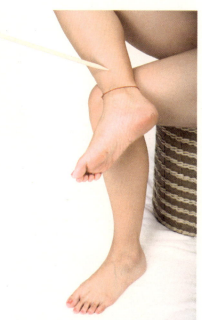
② 按揉三阴交

3.仰卧或坐位，用拇指尖分别按在中脘（脐上4横指的位置）（见图3）、天枢（脐旁3横指，左右各一穴）（见下页图4）、气海（脐下1横指的位置）（见下页图5）、关元（脐下4横指的位置）（见下页图6）等各穴上，感觉到酸疼后，拇指尖在各穴位上揉转10圈。

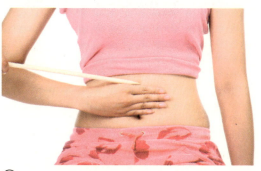
③ 中脘在脐上4横指

7.由胸部下方开始垂直往下向腹部,以双手重叠波浪式按摩3次,再顺同方向以揉捏手法按摩5次,促进脂肪分解与排水功能。

## ▶ 手足耳按摩

特 效 穴 位

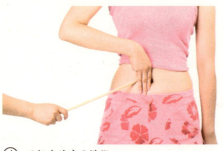

④ 天枢在脐旁3横指

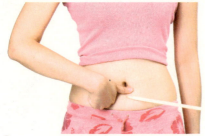

⑤ 气海在脐下1横指

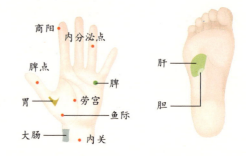

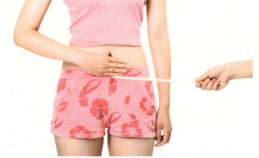

⑥ 关元在脐下4横指

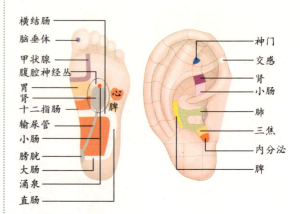

4.右手掌从心口窝开始摸,经左肋下,向下到小腹,向上经右肋下回摸到原处。如此环摸36圈;然后以左手掌从心口窝以同样的手法向相反方向环摸36圈。这是一种最简便的方法。晚上睡觉前或看电视的时候都可以进行。搓揉腹部,可以刺激神经末梢,使皮肤以及皮下脂肪的毛细血管开放,加快新陈代谢,促进皮肤组织的废物排出,当然有助于减少脂肪。
5.用双手以画大圆的方式由右至左抹至小腹与腰部,连续画圆5次。
6.由臀部上方朝腰部以画圆的方式推压5次。

按 摩 方 法

1.按摩手部的内分泌治疗点、胃肠点、脾点(见下页图7)、劳宫、鱼际、商阳、少泽均有效。手上的胃肠反射区(见下页图8)、内分泌点、脾点、商阳、少泽(见下页图9)、劳宫、鱼际可经常刺激,有改善胃肠功能、防治肥胖的功用。

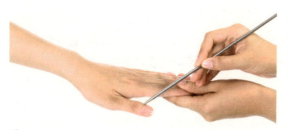

⑦ 点按脾点

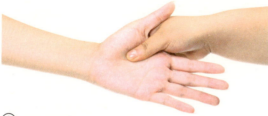

⑧ 推压胃肠反射区

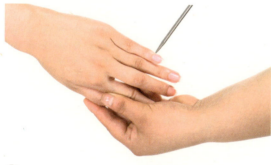

⑨ 点按少泽

2.握足扣指法按揉脑垂体反射区50次；单食指扣拳法按揉脚底肾上腺、副甲状腺、心脏（见图10）、肝、胆、脾、肾（见图11）、膀胱等反射区各50次；单食指扣拳法推压脚底甲状腺、大肠、

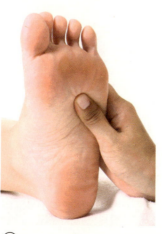

⑩ 推压心反射区

小肠、胃、腹腔神经丛、输尿管（见图12）、直肠反射区各50次。

3.耳穴减肥法：取内分泌、三焦、小肠、肾、脾、肺穴。耳廓常规消毒后，将粘有王不留行的胶布贴于耳穴，每天选2或3个穴位，本人每天自行按压1分钟，尤其是有接感时必须按压。1周1个疗程，2个疗程之间休息1天。

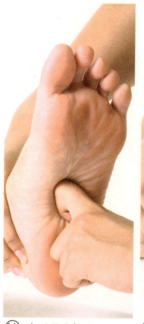

⑪ 扣压肾反射区

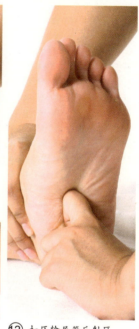

⑫ 扣压输尿管反射区

## 贴心小叮咛

★控制食量，平衡膳食，少吃油腻、甘甜食物。

★加强体育锻炼。

★以健康为前提，减肥不只是为了想拥有美丽、窈窕的身材，更重要的是为了身体的健康，不要以为只要瘦下来就好，千万不要使用不正确的减肥方式而伤害了自己的身体健康。

★避免过激的减肥方式，有些人为了减肥，立即不吃不喝或进行大量运动，结果，身材不一定能瘦下来，身体却先跨下来了。

# 乌发

少白头,西医称之为早老性白发病,是一种儿童及青年时期白发性疾病,其病因十分复杂,共有两大类型,一种属先天性少白头,另一种属后天性少白头。在后天性少白头中有许多是伴随某种疾病发生的,有些则是由于精神过度紧张和营养不良所致。中医认为,毛发与元气、宗气、营气关系密切,三者的供给或功能状况保持平衡才能使人体的皮肤毛发正常而美观,如有一气不足就会影响其他诸气的运行或功能;如有二气受损必然招致人体皮肤和毛发的损害,失去正常结构和性质,表现为不同程度的病态。

## ▶ 全身按摩

**特效穴位**

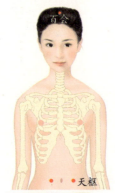
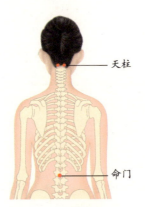

百会、天柱、命门、天枢

**按摩方法**

1. 单手握拳,以拇指揉百会,左右手各20次(见图1)。
2. 用指腹端用力按压天枢,并作圈状运动,各2分钟,以感到酸胀为宜(见图2)。
3. 用吹风机把穴道周围加热到暖和为止。

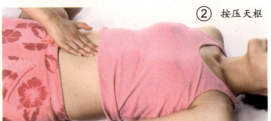

① 揉百会　② 按压天枢

## ▶ 手足耳按摩

**特效穴位**

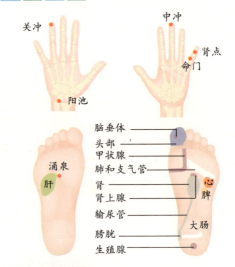

关冲、中冲、肾点、命门、阳池、涌泉、肝、脑垂体、头部、甲状腺、肺和支气管、肾、肾上腺、心、脾、输尿管、大肠、膀胱、生殖腺

**按摩方法**

1. 刺激手部的肾点(见图3)、心点(见图4)命门。按一下,松一下,每天坚持50分钟。此外,配合中冲、关冲(见图5)、阳池效果更佳。
2. 握足扣指法按揉脑垂体反射区30次。

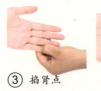

③ 掐肾点　④ 掐心点　⑤ 点按关冲

# 雀斑

雀斑是常见于脸部较小的黄褐色或褐色的色素沉着斑点，枯暗无光，形状不一，边缘清楚，不高出皮肤，表面光滑，无鳞屑，为常染色体显性遗传，尤以夏季重，病变的发展与日晒有关。雀斑多见于女性，儿童期就出现，往往6～7岁以后开始出现，到青春期最为明显。到夏季的时候，日晒皮损加重，冬季减轻。皮损为淡黄色、黄褐色或褐色斑点，呈圆形、卵圆形或不规则形，主要集中在脸部，尤其是双眼到两颧骨凸出的部位。

## ▶ 全身按摩

**特效穴位**

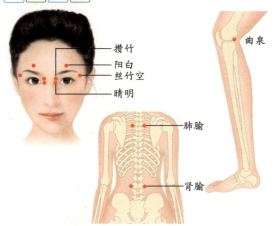

**按摩方法**

1. 用双手手指点压肾俞3分钟（见图1）。

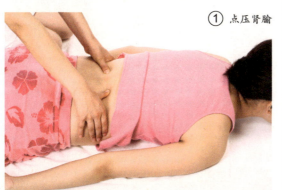

① 点压肾俞

2. 先深吸一口气，用双手的中指或食指按压肺俞6秒，重复15次。

3. 先深吸一口气，用双手的中指或食指按压曲泉6秒，重复20次。

4. 揉压睛明和攒竹（见图2-1、图2-2）。

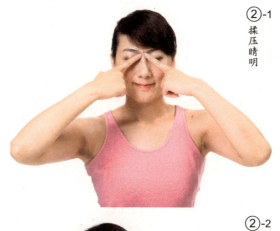

②-1 揉压睛明

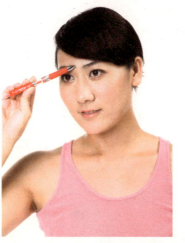

②-2 揉压攒竹

## 手足耳按摩

**特效穴位**

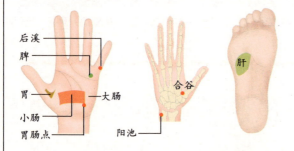

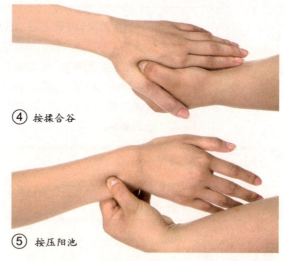

④ 按揉合谷

⑤ 按压阳池

2.单食指扣拳法推压脚部的肺（见图6）、胰（见图7）、头部、甲状腺反射区（见图8）各50次；单食指扣拳法按揉脚部的肝、脾、肾、肾上腺反射区（见图9）各50次；握足扣指法按揉生殖腺（足底）、脑垂体反射区各50次；单食指刮压法刮压生殖腺（足外侧）反射区50次。

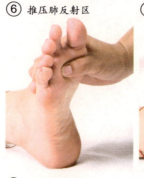

⑥ 推压肺反射区

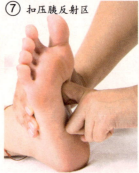

⑦ 扣压胰反射区

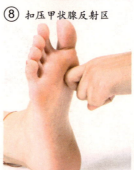

⑧ 扣压甲状腺反射区

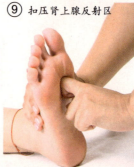

⑨ 扣压肾上腺反射区

**按摩方法**

1.按摩手部的胃、脾、肝（见图3）等反射区以及大肠点、小肠点、合谷（见图4），后溪、阳池（见图5），胃肠点等均有效。双手掌互搓至发热，再点按穴位效果更佳。

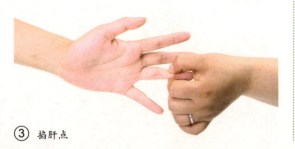

③ 掐肝点

# 祛痘

青春痘是皮脂堵塞了毛孔而引起的，原因是皮脂腺分泌旺盛、维生素代谢异常、胃肠状态不佳、自律神经失调等。并发感染时，囊肿表面和周围有炎症反应，局部呈现炎性丘疹、脓包、结节、瘢痕等。体质容易长青春痘的人，平常应注意不要对容易长的部分施加多余的刺激。需保持皮肤的洁净，不要有便秘的现象，不要压力过大，应把前额的头发往上梳等。穴位按摩也能促进影响皮肤的肝脏、脾脏等活络起来，使体质改善，不容易长痘。

## ▶ 全身按摩

**特效穴位**

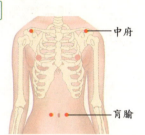
中府
肓腧

**按摩方法**

用力按压中府（见图1）。

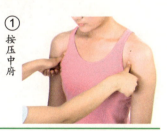
① 按压中府

## ▶ 手足耳按摩

**特效穴位**

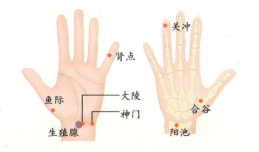
肾点、鱼际、大陵、生殖腺、关冲、合谷、神门、阳池

**按摩方法**

1. 每天用发夹刺激合谷。
2. 加强肾脏微循环的刺激。烟灼手部的肾点（见图2）。
3. 促进血液循环，刺激手部的阳池、鱼际（见图3）、肺点、关冲、神门、大陵、生殖腺反射区（见图4），都有滋润皮肤之功效。

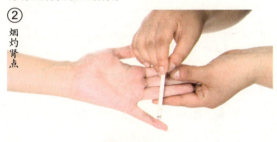
② 烟灼肾点

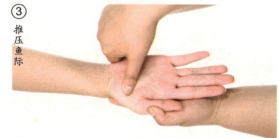
③ 推压鱼际

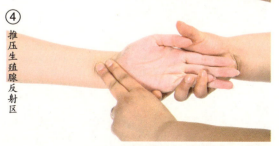
④ 推压生殖腺反射区

# 水肿

引起水肿的原因不仅仅是肾脏疾患。体质偏寒、受凉、消化功能弱、天气潮湿等多种原因都可以引起水肿。所以说引起水肿的原因是广泛而且复杂多样的,水肿所预示的心血管及肾脏、肝脏疾病都是不容忽视的。

## ▶ 全身按摩

**特效穴位**

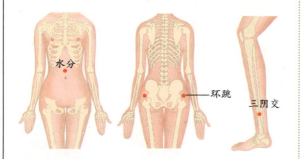

**按摩方法**

1. 患者仰卧,用肘尖用力点按臀部环跳约1分钟(见图1)。

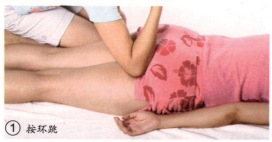

① 按环跳

2. 取坐位,用大拇指指腹按住三阴交,均匀按揉,力度大小以能承受为宜(见图2)。

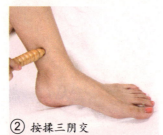

② 按揉三阴交

3. 患者取仰卧位,按摩者用手掌肉厚部位从中脘推摩至水分,反复5次(见图3-1、图3-2)。

从中脘推摩至水分周围

③-1

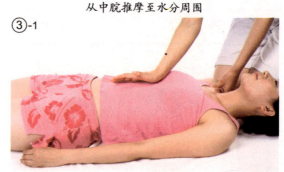

③-2

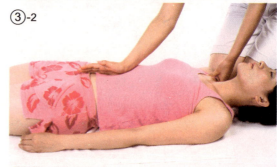

## ▶ 手足耳按摩

**特效穴位**

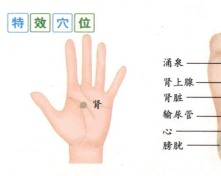

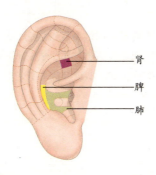

肾
脾
肺

### 按摩方法

1. 推手部的肾反射区5~10分钟。
2. 用牙签刺激手部肾反射区7~15次。肾反射区有培补本元,强肾固腰的功效,经常刺激可加强肾脏代谢功能,有助于利尿消肿。
3. 按压心(左脚)(见图4)、肾上腺(见图5)、肾脏、输尿管(见图6)、膀胱(见图7)各反射区,每区3~5分钟,每日坚持,对消肿有着良好的功效。
4. 用右手中间三指摩擦左足心涌泉;然后换成右足心,对于肾源性水肿、心源性水肿有一定疗效。经常按摩此穴,有增精益髓、补肾壮阳、强筋壮骨的作用(见图8)。

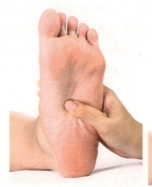

⑥ 按压输尿管反射区

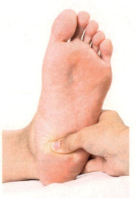

⑦ 按压膀胱反射区

5. 一手拿着一面小镜子对照,另一手用拇指指腹或按摩棒对准耳部肾、脾、肺等穴位按摩2~3分钟,直到耳部有热痛感为止,每日按压3~5次,7日为一疗程。

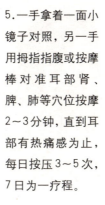

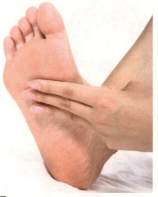

⑧ 摩擦涌泉

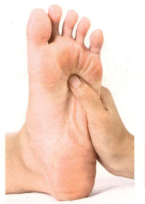

④ 按揉心反射区

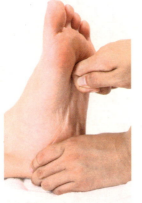

⑤ 按压肾上腺反射区

### 贴心小叮咛

**水肿不等于肾炎**

"水肿"指的是体内液体过多聚积在细胞间隙的状况。一般来说引起水肿的原因除了心血管及肾脏、肝脏等疾病,长期站立或坐、精神压力引发的激素失调、饮食太咸,或服用特殊药物等,都可能使静脉循环不佳,以致局部(特别是脚)出现所谓体质性的水肿。发生了水肿,不要主观臆测按肾炎治疗,要进行有关的检查和化验,进行有的放矢的治疗。

# 痤疮

痤疮俗称粉刺，是青春发育期毛囊皮脂腺的慢性炎症性疾病。本病好发于青年，男多于女，好发于颜面部及胸背上部等皮脂腺发达的部位。皮肤损害不断好转，又不断新起发展，迁延数年，一般青春期后多可自愈。本病轻症患者一般不需特别治疗，但面部发作严重者如不加以控制，会留下许多疤痕。

## ▶ 全身按摩

**特效穴位**

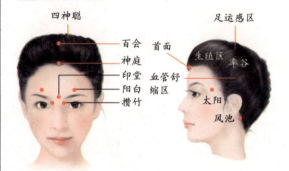

**按摩方法**

1. 揉按印堂20次（见图1）。

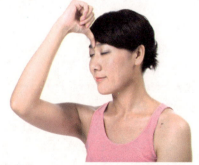

① 揉按印堂

2. 用双手拇指螺纹面分推攒竹，经阳白至两侧太阳30次。
3. 用拇指螺纹面向下直推桥弓，先左后右，每侧10次。
4. 用手指腹点压百会20下（见图2），点压时吸气，还原时呼气，以能耐受为宜。然后用右手指腹叩击百会20下。
5. 用拇指桡侧缘直推血管舒缩区、生殖区、足运感区、安宁区、安神区各100次。
6. 按首面100次。
7. 用中指指端叩击血管舒缩区、生殖区各50次。
8. 用双手大鱼际按揉太阳30次，按揉时的旋转方向均向前。
9. 按摩者右手置于前额固定头部，用左手拇指按风池（见图3）、天柱，以有轻微的酸胀感为佳。
10. 由前向后用五指拿头顶，至后头部改为三指拿，顺势从上向下拿捏项肌3～5次。
11. 用双手大鱼际从

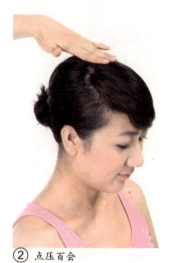

② 点压百会

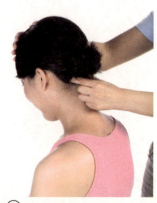

③ 按揉风池

前额正中线抹向两侧,在太阳处按揉3~5次,再推向耳后,并顺势向下推至颈部。做3~5遍。

## ▶ 手足耳按摩

**特 效 穴 位**

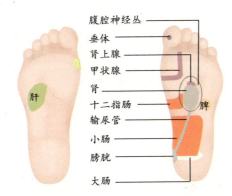

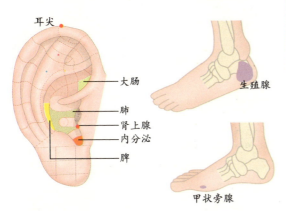

（见图6）。

4.单食指扣拳法或扣指法按压十二指肠反射区,重复5次（见图7）。

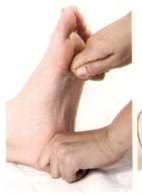
④ 推压甲状腺反射区

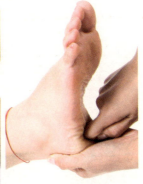
⑤ 刮压足底生殖腺反射区

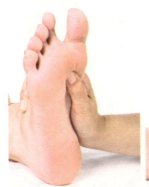
⑥ 推压腹腔神经丛反射区

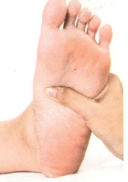
⑦ 按揉十二指肠反射区

**按 摩 方 法**

1.单食指扣拳法推压足底的甲状腺反射区50次（见图4）。

2.单食指刮压法刮压足底的生殖腺反射区50次（见图5）。

3.单食指扣拳法推压足底的腹腔神经丛反射区50次

**贴|心|小|叮|咛**

★发作严重者应以药物治疗为主,头部按摩为辅。

2.治疗一段时间后如症状明显减轻,可逐渐减少药量,至完全停止用药。

★患者要注意调整饮食结构,改变饮食习惯,少吃脂肪、甜食及油炸类食物,多吃蔬菜和水果,保持大便通畅。

★不要乱用护肤品,禁用溴、碘类药物。

★避免用手挤捏。

# 黑眼圈

上班族常对着电脑工作，用眼过度，加上晚睡、过度疲劳的生活情形，使得眼睛失去光彩，甚至眼睛周围出现浮肿、黑眼圈及眼袋。要减缓双眼的疲劳、酸涩及黑眼圈的问题，除了适度的休息外，按摩相关穴位也可促进眼部血液循环，远离熊猫眼。

## ▶ 全身按摩

**特效穴位**

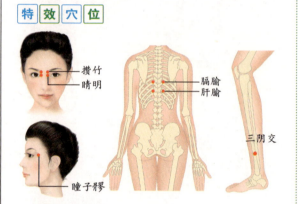

攒竹、睛明、膈俞、肝俞、三阴交、瞳子髎

**按摩方法**

1. 每天刺激两侧肝俞（见图1）、膈俞各3~5分钟，先重点点揉膈俞，然后沿着膀胱经向下按，到肝俞处再重点点揉。

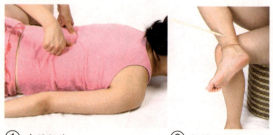

① 点揉肝俞　　② 按揉三阴交

2. 用拇指或按摩器反复按揉两侧三阴交3分钟（见图2）。
3. 将两手食指与中指合起，放在瞳子髎上，微闭双眼，轻轻按揉约1分钟。
4. 将大拇指、食指并拢按摩睛明，每次按压3~5秒后松开，2秒后再按，重复5~10次。

## ▶ 手足耳按摩

**特效穴位**

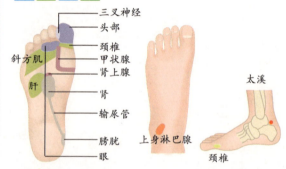

三叉神经、头部、颈椎、甲状腺、肾上腺、斜方肌、肝、肾、输尿管、膀胱、眼、上身淋巴腺、太溪、颈椎

**按摩方法**

1. 用手指指端用力按揉太溪2分钟，以有酸胀感为宜。（见图3）
2. 单食指扣拳法按压头部反射区50次（见图4）。

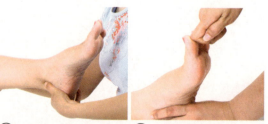

③ 按揉太溪　　④ 推压头部反射区

# 消除眼袋

眼袋是指下眼睑浮肿,由于眼部皮肤很薄,很容易发生水肿现象,遗传是一个重要的因素,而随着年龄的增长愈加明显。此外,肾脏不好、睡眠不足或疲劳都会形成眼袋。这种现象容易使人显得苍老憔悴。眼袋常见于40岁左右的人,不论男女均可发生,是人体开始衰老的早期表现之一。

## ● 全身按摩

**特效穴位**

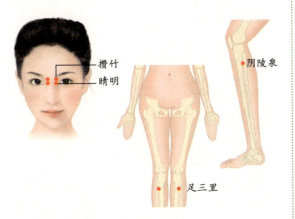

攒竹  睛明  阴陵泉  足三里

**按摩方法**

1. 用拇指、食指分别按压攒竹2分钟(见图1)。
2. 按揉阴陵泉、阳陵泉(见图2),左右各10次。
3. 拇指用力按压足三里,左右各3分钟(见图3)。

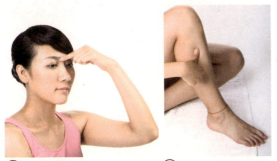

① 按压攒竹　② 按揉阳陵泉

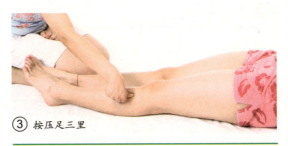

③ 按压足三里

## ● 手足耳按摩

**特效穴位**

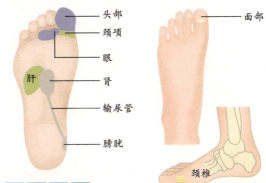

头部　颈项　眼　肝　肾　输尿管　膀胱　面部　颈椎

**按摩方法**

1. 单食指扣拳法推压眼反射区50次(见图4)。
2. 单食指扣拳法扣压肾、输尿管(见图5)等反射区各50次。

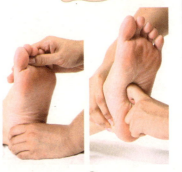

④ 推压眼反射区　⑤ 扣压输尿管反射区

## 美唇

嘴唇总是发干脱皮,有时还裂得出血,喉咙也常常"发火",老觉得渴,但是水没少喝,肚子都喝撑了,还是发干。这是阴虚火旺导致的,先是发干,然后起皮,最后龟裂,严重的还会导致嘴唇周围出现小细纹。

### ▶ 全身按摩

**特效穴位**

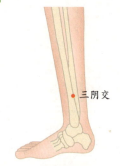
三阴交

**按摩方法**

按揉三阴交,左右各20次(见图1)。

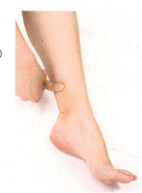

① 按揉三阴交

### 贴|心|小|叮|咛

**唇部护理小常识**

　　唇彩和口红都是以美化唇部为第一要义的,其中含有色彩成分,让嘴部更绚丽。虽然其中会含有滋润成分,但其实只能起到辅助滋润的作用。而护唇膏则是专门针对唇部皮肤组织,因外界环境和自身导致的唇部干燥、衰老等问题的,因此,想要让双唇亮泽,首先应选择使用护唇膏。

### ▶ 手足耳按摩

**特效穴位**

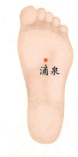
涌泉

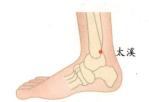
太溪

**按摩方法**

1. 用右手中间三指摩擦左足心涌泉,然后换成右足心(见图2)。

2. 按揉太溪1~2分钟,以微微酸胀为宜。

3. 沿着肾经的走行,从脚底开始向上,脚跟、小腿内侧、膝盖内侧,敲打或者推捋,在太溪处重点按揉,每天5分钟(见图3)。

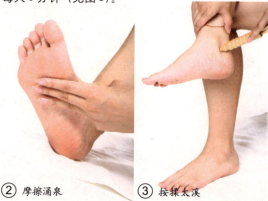

② 摩擦涌泉　　③ 按揉太溪

# 肤色暗沉

有的人脸色偏黄，没有光泽，像蒙了灰尘，但是怎么洗也洗不干净，平时情绪不好，老叹气，没什么食欲，遇事老犹豫不决。有的还会在额头两侧长暗红色的痘痘，并且不容易消退。这是胆经出问题了。胆汁有助消化的功效，还能代谢油脂。如果老是情绪不好，肝胆之气就会被郁住，胆汁不能正常排泄，从而影响了消化。日子久了，油脂会附在皮肤表面，使肤色暗沉。

## ▶ 全身按摩

**特 效 穴 位**

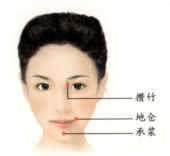

攒竹
地仓
承浆

**按 摩 方 法**

1. 用中指或食指指腹端按压患者地仓、承浆（见图1)，并且做环状运动3分钟。
2. 用拇指、食指按压攒竹，做环状按摩2分钟（见图2)。

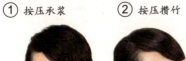

① 按压承浆　② 按压攒竹

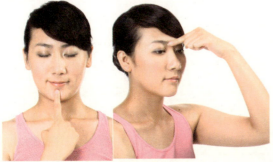

## ▶ 手足耳按摩

**特 效 穴 位**

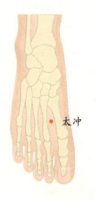

太冲

**按 摩 方 法**

1. 敲打胆经5分钟左右，至两腿两侧胆经部位有微微发热感为宜。
2. 用双手拇指按揉太冲3分钟，直至感到酸胀为宜（见图3)。

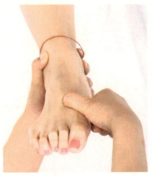

③ 按揉太冲

## 贴|心|小|叮|咛

保持心情舒畅是确保肌肤白皙的因素之一，因为心情的好坏直接影响着肝胆功能，肝胆功能失调，就会反应在面部肌肤上，出现这样或那样的问题。

# Part 7

# 生殖保健按摩

前列腺疾病
更年期综合征
月经不调
强肾生精
性冷淡
妇科炎症
……

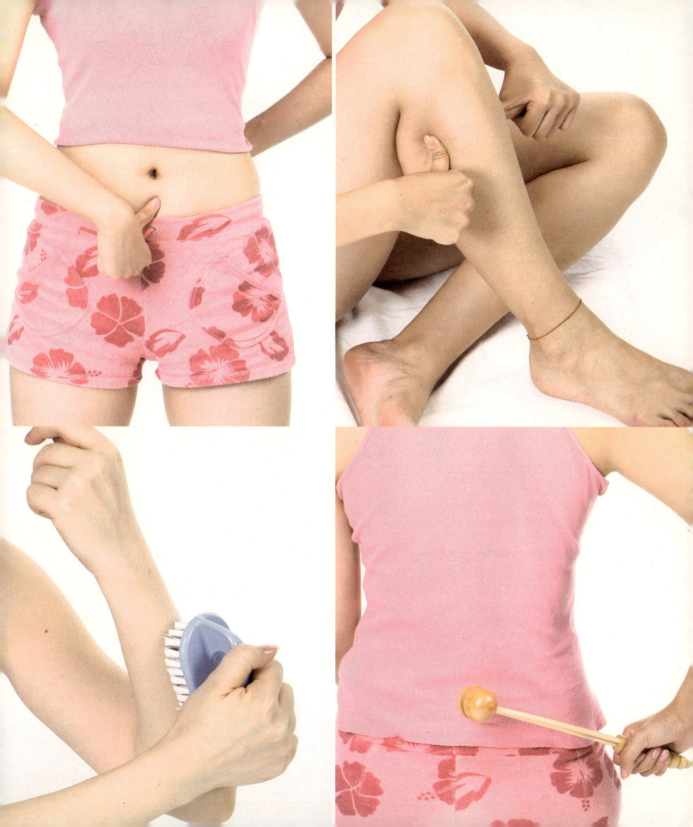

# 前列腺疾病

前列腺肥大又称良性前列腺增生，是前列腺疾病中比较常见的一种。一般认为，前列腺增生与性激素的代谢有密切关系。随着年龄的增长，睾丸功能逐步衰退，一些原来在前列腺内并不太多的双氢睾酮的数量会骤然增加，这一过量的激素会刺激前列腺组织的增生。另外，性生活过度、前列腺与泌尿道梗阻、酗酒、过食刺激性食物及睾丸病变等因素也与本病的发病有关。

## ▶ 全身按摩

**特效穴位**

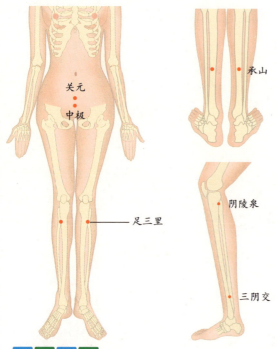

关元、中极、足三里、承山、阴陵泉、三阴交

**按摩方法**

1. 患者俯卧，按摩者用手掌摩、擦腰骶部，直至患者感到温热为宜。
2. 用手掌按摩、揉搓腹部，直至患者感到温热为宜（见图1）。

3. 用手掌揉搓大腿内侧，反复30次（见图2）。

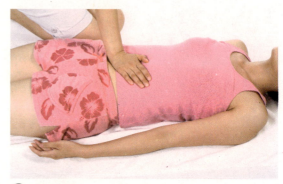

① 揉搓腹部

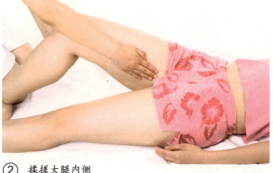

② 揉搓大腿内侧

4. 如果患者小腹疼痛、尿频，可用拇指按压患者腰眼、太冲，各3分钟。
5. 如果患者小腹胀痛、尿浊，可用拇指按压患者承山、丰隆，各3分钟。
6. 仰卧，双手重叠按于脐下3寸丹田，左右旋转按揉各30次。用力不可过猛，速度不宜过快。
7. 用双手按压中极、阴陵泉（见下页图3）、三阴交，各穴用手指掐按几分钟，早晚各一次。

8.仰卧屈膝，两手掌搓热后，用食指轻轻按摩会阴穴20次，早晚各一次。

9.在脐下、小腹部（见图4）、耻骨联合上方自左向右轻压，每1~2秒压一次，连续按压20次左右，但要注意不要用力过猛。

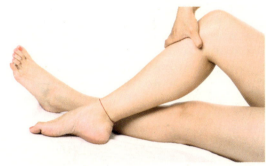

③ 按压阴陵泉

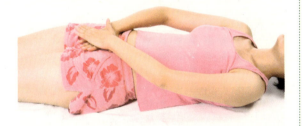

④ 轻压小腹部

## 贴|心|小|叮|咛

★注意保暖，防治感冒，以免病情加重。
★忌酒，忌食辛辣食物，不要憋尿，避免久坐。
★在疾病治疗过程中，要有恒心、信心、耐心。
★适量饮水(除按摩后饮水外，平常也应多饮水)，通过排尿对尿道冲洗，睡前及夜间可减少饮水量。
★适当配合用药，效果更佳。
★注意个人卫生，尤其是性器官的卫生。
★患者应参加适当的体育活动以促进血液循环，但应避免直接、持续使前列腺受压的运动，如骑自行车、骑摩托车、骑马等。

## ▶ 手足耳按摩

**特效穴位**

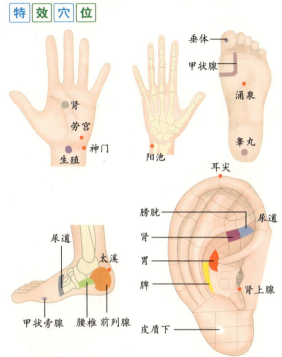

**按摩方法**

1.双手手指指腹端按压神门，每次按压3分钟，每天按2次（见图5）。

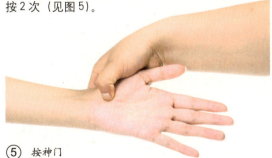

⑤ 按神门

2.拇指弯曲用手指指端用力按压劳宫，每次按压5分钟，每天按2次。

3.用一手握住腕关节，弯曲手指，用手指指端垂直用力按压阳池，每次按压2分钟，每日按2次。

4．用大拇指指腹按在手部生殖反射区处用力推压，20～30次（见图6）。

5．用手指指腹点压位于手部的肾反射区，10～30次。

6．两手掌搓热后，以右手掌搓左脚心涌泉，再以左手掌搓右脚心涌泉各50次。早、中、晚各做3次。

7．用拇指指端按压太溪，持续按压3分钟（见图7）。

8．单食指刮压法刮压前列腺反射区50次（见图8）。

9．握足扣指法按揉睾丸反射区（足底）50次（见图9）。

10．单食指扣拳法推压尿道、甲状腺反射区各50次。

11．捏指法按揉腹股沟反射区50次。

12．捏指法推压腰椎、尾椎反射区30次。

13．握足扣指法按揉脑垂体反射区30次。

14．食指按压尿道反射区1～2分钟。

15．掐揉耳尖1～2分钟。

16．捏揉肾上腺反射区1～2分钟。

17．捏揉皮质下反射区1～2分钟。

18．点揉肾反射区1～3分钟。

19．点掐前列腺反射区1～2分钟。

20．急性前列腺炎加揉脾反射区1～2分钟。

21．点揉膀胱反射区1～2分钟。

22．慢性前列腺炎加揉胃反射区1～2分钟。

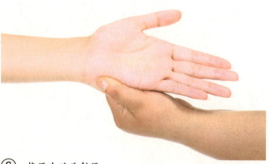

⑥ 推压生殖反射区

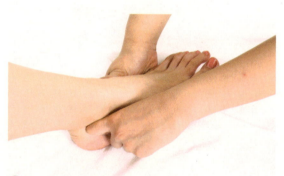

⑧ 刮压前列腺反射区

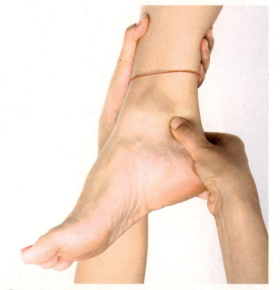

⑦ 按压太溪

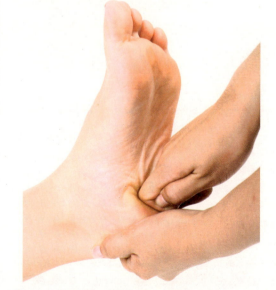

⑨ 扣压睾丸反射区

# 更年期综合征

更年期的最早变化是卵巢功能衰退，然后才表现为下丘脑和垂体功能退化，是女性必经的生理过程。在此时期可出现月经周期紊乱，随着卵巢功能的衰退，有些人出现围绝经期功能失调性子宫出血。当卵泡的雌激素分泌量减少到不足以引起子宫内膜脱落出血时则出现绝经。部分女性在此期间也可出现一系列雌激素减少所致的症状，包括自主神经功能失调的症状，称为围绝经期综合征。心理和社会因素也会影响本病。

## ▶ 全身按摩

**特效穴位**

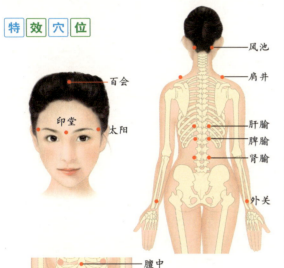

百会、印堂、太阳、风池、肩井、肝俞、脾俞、肾俞、外关

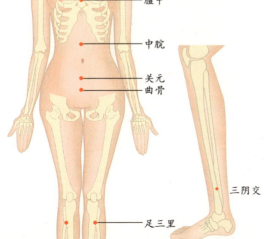

膻中、中脘、关元、曲骨、三阴交、足三里

### 按摩方法

1. 患者俯卧，按摩者用掌根揉患者腰背部脊柱两侧3分钟。
2. 用双手手指点压肝俞、脾俞（见图1）、肾俞（见图2），各3分钟。
3. 仰卧，以肚脐为中心按摩腹部5分钟（见图3）。

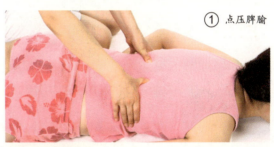

① 点压脾俞

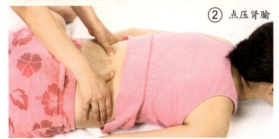

② 点压肾俞

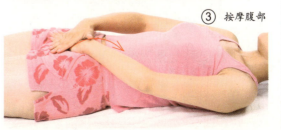

③ 按摩腹部

4.用双手手指按压足三里,然后沿着大腿内侧自上而下按摩5分钟。

5.用手指指端按压患者百会、太阳各3分钟,直至患者感到酸胀为宜。

6.张开手指成爪形,从前发际向后发际做梳头状,反复20次。

7.用拇指按压印堂、百会、风池,各3分钟。

8.用两手掌推摩两侧腋下,反复10次(见图4)。

9.用手指指端按压膻中、中脘、关元、曲骨,各2分钟。

10.用按摩器具击打腰骶部30次(见图5)。

11.用手掌根或者手掌心推拿大腿前面、小腿外侧,各30次,然后按压三阴交3分钟。

12.分别用双手按压对侧的肩井,各3分钟。

13.按压外关2分钟(见图6)。

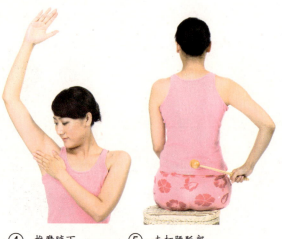

④  推摩腋下    ⑤  击打腰骶部

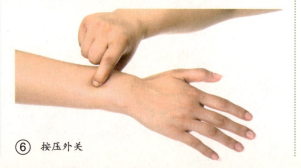

⑥ 按压外关

## ▶ 手足耳按摩

**特 效 穴 位**

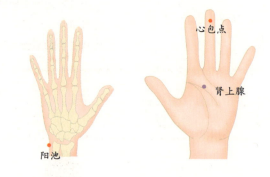

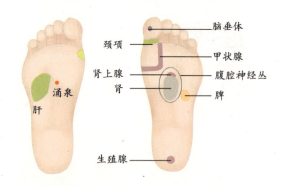

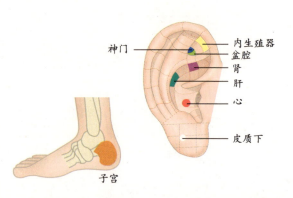

### 按摩方法

1. 用点刺法刺激心包点（见图7）、阳池、外关、三焦经反射区，各20次。
2. 用拇指按揉患者涌泉30次。
3. 推压肾上腺反射区20次（见图8）。
4. 单食指扣拳法扣压位于足部的甲状腺、腹腔神经丛等反射区，各50次（见图9）。
5. 握足扣指法按揉足部的脑垂体、生殖腺（足底）等反射区，各50次。
6. 推压足部的头反射区30次（见图10）。
7. 单食指扣拳法按揉足部处的肾上腺、副甲状腺、肝、脾、肾等反射区，各50次。
8. 单食指刮压法刮压足部处的子宫反射区50次。
9. 稍微用力按揉神门1～3分钟。
10. 推按内分泌反射区10～30次。
11. 按压盆腔反射区1分钟。
12. 搓摩降压沟反射区2～3分钟。

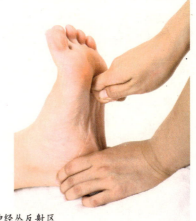

⑨ 扣压腹腔神经丛反射区

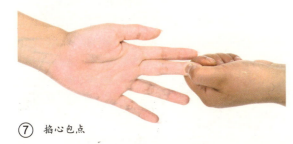

⑦ 掐心包点

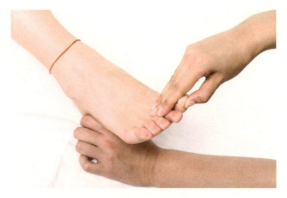

⑩ 推压头反射区

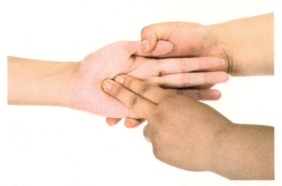

⑧ 推肾上腺反射区

### 贴心小叮咛

★ 充分了解更年期综合征的生理变化特点，做好心理准备，尽量预防不适的出现。

★ 生活规律，作息正常。适当加强锻炼，增强体质。

★ 保持精神愉快，自我放松。

★ 尽量做到自我调节，避免压力过大。

★ 不要讳疾忌医。如果感觉不舒服，要尽快去医院就诊。

# 痛经

痛经是指女性经期前后或行经期间,出现下腹部痉挛性疼痛,并有全身不适,严重影响日常生活。痛经分原发性和继发性两种。经过详细妇科临床检查未能发现盆腔器官有明显异常者为原发性痛经,否则为继发性痛经。

## ▶ 全身按摩

**特效穴位**

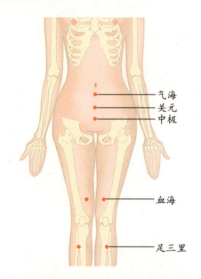

气海
关元
中极
血海
足三里

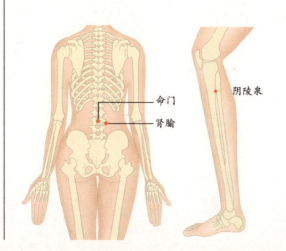

命门
肾俞
阴陵泉

### 按摩方法

1. 按揉患者气海(见图1)、关元、中极,各1分钟。
2. 双手相叠置于小腹中间,紧压腹部,慢慢按摩腹部,以10次/分钟左右的频率进行,直至小腹有热感为宜。共操作5分钟(见图2)。
3. 按揉患者命门、肾俞、关元、次髎,各2分钟,直至患者感到酸胀为宜。
4. 用手掌从与肩胛下缘平齐的脊椎棘突下向两侧分推,并沿着肋间向胸部推摩30次,直至患者感到温热为宜。

① 按揉气海

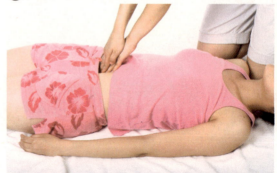

② 斜向按摩腹部

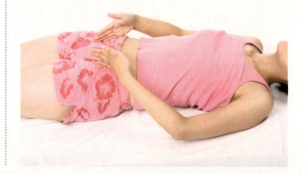

5. 用双手手指按揉足三里、阴陵泉、血海各2分钟。

6. 经血色暗，而且伴有淤块的患者，可以击打腰骶部50次。

7. 患者俯卧，按摩腰骶部，直至患者感到微热（见图3-1、图3-2）。

8. 双手置于小腹两侧，从后向前斜擦，方向朝外生殖器。不要往返擦动，要方向一致，以摩热为度。共操作5分钟。

9. 用食指、中指按压住子宫，稍加压力，缓缓点揉，以酸胀为度，操作5分钟，以腹腔内有热感为最佳（见图4）。

10. 用一侧手拇指指腹（也可以用稍硬的棒状物）揉捻对侧三阴交，以有酸胀感为宜，1分钟后再换手操作1分钟（见图5）。

③-1

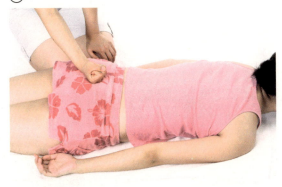

③-2

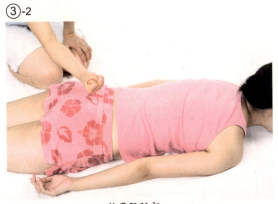

按摩腰骶部

④ 按摩子宫

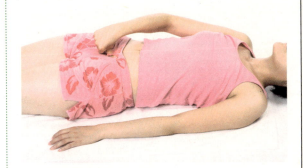

⑤ 揉捻三阴交

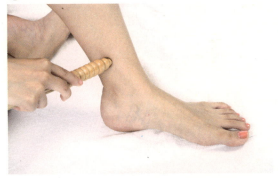

## 手足耳按摩

特 效 穴 位

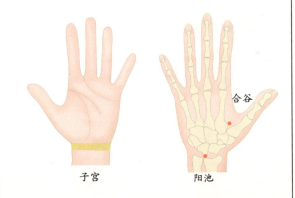

子宫　　　合谷　　阳池

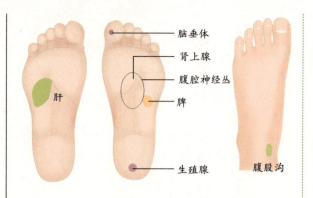

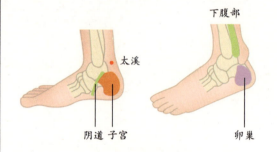

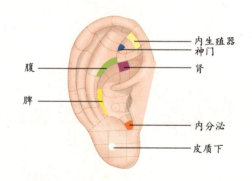

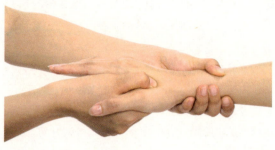
⑥ 按揉合谷

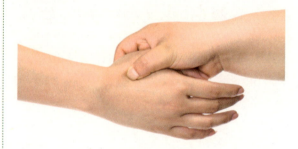
⑦ 按压下腹

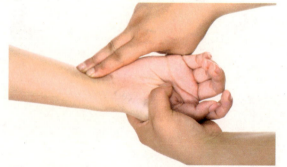
⑧ 推子宫反射区

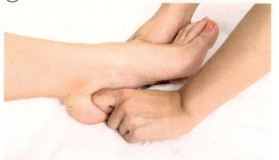
⑨ 刮压子宫反射区

## 按摩方法

1. 按揉患者合谷，1分钟（见图6）。
2. 稍用力按压下腹穴，每日按摩1次，每次2~3分钟（见图7）。
3. 稍用力推压位于手腕处的子宫反射区，每日按摩1次，每次2~3分钟（见图8）。
4. 单食指刮压法刮压位于足部的子宫反射区50次（见图9）。

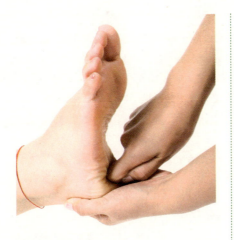

⑩ 扣压卵巢反射区

5. 单食指扣压卵巢反射区50次（见图10）。
6. 单食指扣拳法推压足部的腹腔神经丛、腹股沟、阴道、生殖腺等反射区，各50次。
7. 单食指扣拳法按揉足部的肝、脾等反射区，各30次。
8. 捏指法推压放松位于足部的下腹部反射区，30次。
9. 捏揉神门1分钟（见图11）。
10. 捏揉内生殖器反射区1分钟。
11. 食指按压肾反射区5～10次。
12. 食指点压皮质下反射区5～10次。
13. 用左手拇指指腹揉捻右太冲，以有酸胀感为宜，1分钟后再换右手拇指指腹揉捻左太冲1分钟。

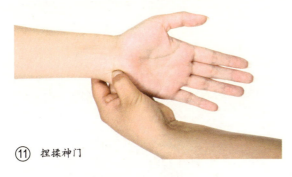

⑪ 捏揉神门

## 贴 | 心 | 小 | 叮 | 咛

**缓解痛经的其他秘诀**

痛经时，不妨利用空闲时间试试以下小秘诀，让自己不

再害怕生理期的到来！

1. 以圆形木棒，在小腿内侧来回滚动搓揉按摩，可以刺激小腿上穴位，帮助舒缓生理痛。在木棒滚动时要用一定的力度，这样效果会更好一些。

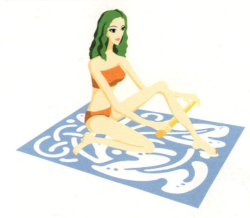

2. 痛经时，将玻璃瓶装温热的水，在后腰部滚动，通过对腰部的加热，促进局部的血液循环，能改善腰酸腹痛的情况。但注意水温不可过高，以免烫伤皮肤。

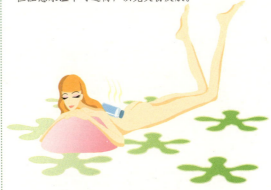

3. 可以利用以下几种按摩精油来缓解痛经：

迷迭香：可改善生理痛，对肝脏机能也有帮助。
洋柑橘：可减轻生理痛、头痛，也可减轻忧虑、焦躁。
薰衣草：可缓解生理痛，改善经血量太少、白带多症状。

以上精油任选2～3种，总滴数6滴，加入10毫升的基础油中，充分混合之后，就可以拿来按摩生理期不舒服的地方。

# 阳痿

阳痿是指阴茎不举或者举而不坚的一种病症,轻则性欲减退,重则阴茎萎缩不举,多数属功能性。中医认为是由于纵欲伤精、命门火衰、思虑过度、心脾两伤、胆小多虑、惊恐伤肾等引起。症状为性欲减退,阴茎萎而不举或举而不坚,腰背酸痛,面色土白,腰酸足轻,周身怕冷,食欲减退,精神不振,肢体酸软无力等。

## ▶ 全身按摩

**特效穴位**

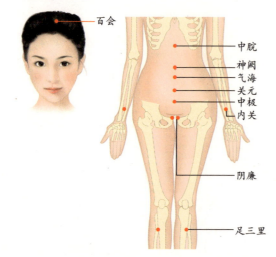

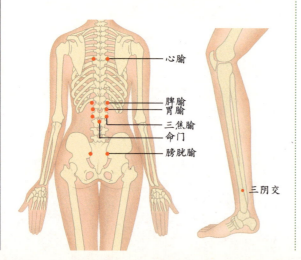

**按摩方法**

1. 用手掌掌根部按揉神阙(见图1)、关元、足三里,各2分钟。

2. 用双手拇指按压患者腰骶部的两侧,自上而下反复3遍,然后按压会阴2分钟,最后按揉腰部、骶髂关节(见图2)两侧约2分钟。

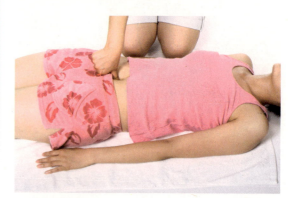

① 按揉神阙

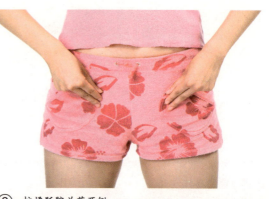

② 按揉骶髂关节两侧

3. 用拇指按揉气海、关元、百会各2分钟。
4. 用手掌心逆时针按摩小腹5分钟，直至患者感到酸胀为宜。
5. 用双手拇指按揉命门、肾俞，各3分钟，直至患者感到酸胀为宜。
6. 用手掌小鱼际或掌根在患者腰骶部做快速运动，直至小腹感到微热为宜。
7. 双手提捏腹直肌及大腿内侧肌（见图3），并按揉大腿内侧股三角下部的内收肌与缝匠肌之间部位。

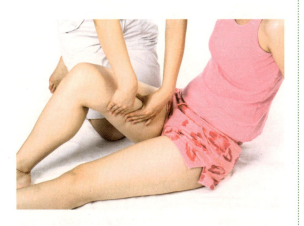

③ 提捏腹及大腿内侧肌

8. 用双手拇指、食指、中指指腹向阴茎根部方向自外而内对称按摩两侧腹股沟，按摩之力应以轻柔舒适、不痛为度，左右各50次。
9. 以双手拇指、食指、中指对称捻动阴茎根部、阴囊上方之精索，其用力以出现轻度酸胀或舒适感为度，左右各50次。
10. 以双手的食指、中指托住同侧睾丸的下面，再用拇指按压其上，如数念珠一样轻轻揉搓两侧睾丸，其压力以睾丸不痛或微酸胀为宜，左右各150～200次。
11. 用右手或左手把阴茎及阴囊一同握于掌心，轻轻向下牵拉150～200次，其拉力以阴茎及睾丸有微酸胀或小腹两侧有轻度牵拉感为准。

## 手足耳按摩

### 特效穴位

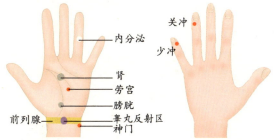

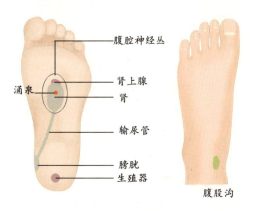

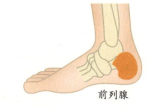

### 按摩方法

1. 点按关冲（见下页图4）、神门、劳宫、少冲，各2～3分钟。
2. 推压手部的肾反射区，每日2次，每次1～2分钟（见下页图5）。
3. 推压内分泌反射区，每日2次，每次1～2分钟（见下页图6）。

4.以左手按摩右足心涌泉100次,以右手按摩左足心涌泉100次。若每晚热水足浴后按摩,疗效更为理想(见图7)。

5.用拇指按揉太冲2分钟(见图8)。

6.用手指指腹推按前列腺反射区,3~5分钟,操作时指掌要紧贴体表,用力稳健,速度缓慢均匀。

7.双手握成空拳,以拇指、食指沿耳轮上下来回推摩,直至耳轮充血发热为止,每日2~3次。

8.呼气,按揉手部生殖腺反射区,每天按摩15分钟。

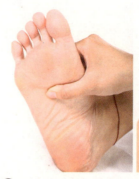
⑦ 按揉涌泉

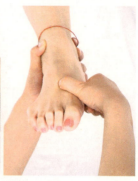
⑧ 按揉太冲

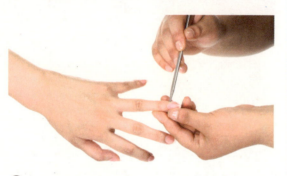
④ 点按关冲

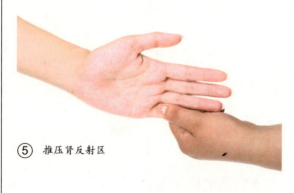
⑤ 推压肾反射区

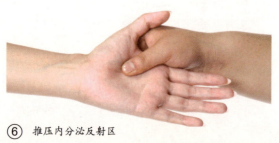
⑥ 推压内分泌反射区

## 贴|心|小|叮|咛

**阳痿食疗方**

材料:羊腰(去油脂块)1对,草果、陈皮、砂仁各6克,粳米半杯,姜末、葱花各适量

调料:盐适量

做法:1.草果、陈皮、砂仁用纱布包好,粳米淘洗干净,备用。

2.将羊腰洗净,与做法1中的药包加适量水一同放入锅中煮。

3.煮至汤成时取出纱布,放入粳米、姜末、葱花、盐继续熬煮,煮至粥熟即可。

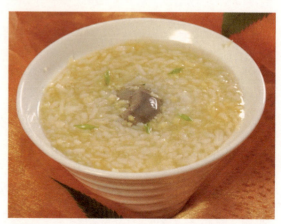

功效:这道羊肾粳米粥具有补肾益精、壮阳益胃的功效,对房劳虚损、阳虚阳痿等有一定的补益作用,凡有脾肾阳虚而致的腰疼、酸楚等症者均可食用。不过,阳虚但体内无盛热者较为适合,但对于体内湿热过重,或者阴虚火旺、口干舌燥、尿黄便秘、感冒发热者,就不能随意食用了。

# 不孕

不孕症分为原发性不孕和继发性不孕两种。原发性不孕是指婚后从未受孕；继发性不孕是指曾经受孕，而后夫妇同居两年以上，配偶生殖功能正常，未采取避孕措施而不能再次受孕的情况。不孕症就女方而言，主要是排卵障碍、输卵管炎及子宫内膜异位症等。就男方而言，主要因素为精液异常和输精障碍。

## ▶ 全身按摩

**特效穴位**

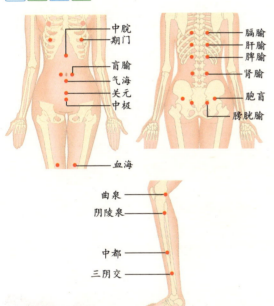

中脘、期门、肓俞、气海、关元、中极、膈俞、肝俞、脾俞、肾俞、胞肓、膀胱俞、血海、曲泉、阴陵泉、中都、三阴交

**按摩方法**

1. 治疗者将两手掌压在俯卧患者的腰部，以抱住臀部的方式用拇指强力按压左右的胞肓，持续按压1~2分钟。
2. 治疗者以拇指指压患者的三阴交，抱住患者胫骨以拇指刺激此穴，反复按压1~2分钟。
3. 用毛刷轻轻摩擦三阴交，对缓解不孕也有一定的效果。
4. 用拇指指腹按压关元，反复按压2~3分钟。

## ▶ 手足耳按摩

**特效穴位**

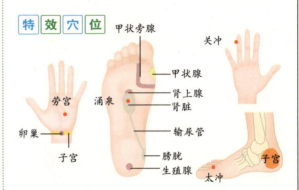

劳宫、卵巢、子宫、甲状旁腺、甲状腺、涌泉、肾上腺、肾脏、输尿管、膀胱、生殖腺、关冲、太冲、子宫

**按摩方法**

1. 用手掌抱住脚踝，以拇指用力按压复溜，反复按压2~3分钟。
2. 用拇指指尖点掐位于手部的卵巢反射区2~3分钟，力度以产生酸痛感为宜（见图1）。
3. 用大拇指指尖点压位于手部的下腹2~3分钟（见图2）。
4. 食指与中指并拢，用两手指指腹推摩子宫反射区，3~5分钟（见图3）。
5. 揉压涌泉、太冲5~10分钟，每天2次。

① 点掐卵巢反射区

② 点压下腹
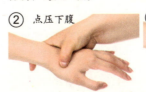

③ 推摩子宫反射区
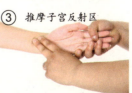

# 月经不调

月经是女性的生理现象,即表现为周期性有规律的子宫出血。月经不调是指月经的周期、经期或经量出现异常,如经期延长、月经提前或推后、月经先后无定期,还有月经过多、过少等。一般月经周期的变异与脏腑功能紊乱有关,经量的多少与气血的虚实有关。现代医学认为,本病多因内分泌异常引起。

## ▶ 全身按摩

**特效穴位**

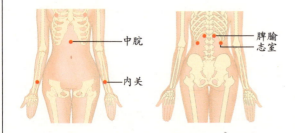

中脘　脾俞　志室　内关

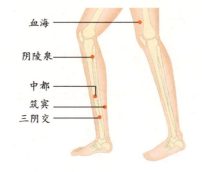

血海　阴陵泉　中都　筑宾　三阴交

**按摩方法**

1. 患者仰卧,按摩者沿着患者脊柱两侧进行上下反复推拿10遍。

2. 将双手拇指指端并拢用力按压中脘30次,力度较重(见图1)。

3. 患者仰卧,按摩者用两手缓和揉压患者腰部(见图

2),以拇指用力按压上髎、次髎、中髎、下髎,各1分钟,以有酸胀感为宜。

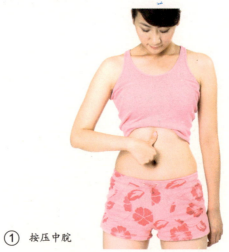

① 按压中脘

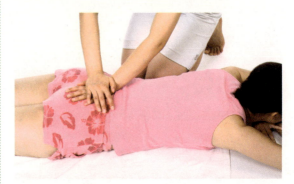

② 缓和揉压患者腰部

4. 一手握住患者的膝盖,一手按揉血海、阴陵泉、中都、筑宾,各1分钟,以有酸胀感为宜(见下页图3)。

5.患者俯卧,用掌根沿着脊柱两旁,上下反复揉捏肾俞、脾俞、志室,各2分钟,以有酸胀感为宜。

6.按内关,稍微用力,按揉1~2分钟(见图4)。

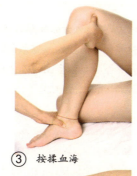

③ 按揉血海

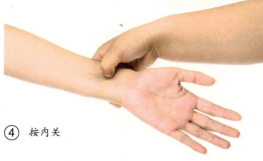

④ 按内关

## ▶ 手足耳按摩

### 特效穴位

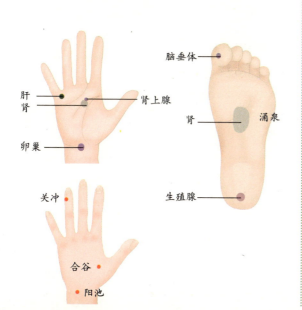

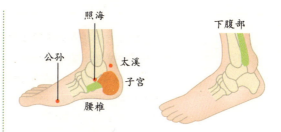

### 按摩方法

1.一手固定患者手臂,一手用力按压、揉捏患者合谷,以有酸胀感为宜。

2.推揉手部的卵巢反射区2~3分钟(见图5)。

3.按摩小指上的肾点,7~15次。

4.搓足小趾5分钟,按揉通谷、涌泉各3~5分钟,每日2次。

5.按揉足部的子宫、生殖腺、下腹部、脑垂体、肾脏、腰椎等反射区各3~5分钟,每日1~2次。

6.一手持脚,另一手半握拳,食指弯曲,以食指第一间关节顶点施力,由脚跟向脚趾方向推5~6次,每日2~3次。

7.点揉太溪、照海、公孙各5~8分钟,每日2次。

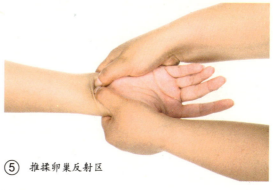

⑤ 推揉卵巢反射区

### 贴心小叮咛

1.注意月经期间饮食,忌食偏冷的食物。
2.月经期间作息正常,不熬夜,注意休息。
3.平常月经过后应加强锻炼,增强体质。
4.月经期间注意不要着凉,不受冷水刺激。

# 强肾生精

精力减退的象征性症状就是阳痿,有些人会因为难以向医生启齿而置之不理,长久下去有可能会引发家庭失和。其主要治疗方法应从强肾开始。中医认为:肾藏精,主生长、发育、生殖。肾气亏耗,藏精不足,就会出现腰膝酸软,男性阳痿早泄、头昏耳鸣,女子月经不调、不孕,儿童发育迟缓、智力低下。所以一个人身体是否健壮,与肾功能的强弱密切相关。

## ▶ 全身按摩

**特效穴位**

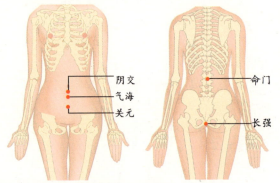

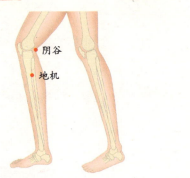

4. 用食指指端,按压阴谷,反复按压15次。
5. 用食指指腹处按压地机,反复按压15次。

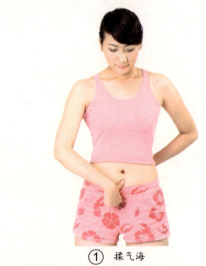

① 揉气海

## ▶ 手足耳按摩

**特效穴位**

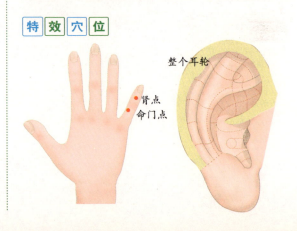

**按摩方法**

1. 双手的拇指或食指按压仙骨,反复按压15次,左右穴位同时进行。
2. 双手的中指或食指揉气海,反复15次(见图1)。
3. 双手的中指或食指按压关元,反复按压15次。

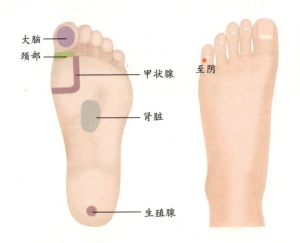

## 按摩方法

1. 用艾炷刺激手部的命门点2分钟，每日10～20次。

2. 用拇指指腹按压肾点，稍稍用力，以感觉胀痛为宜，每日10～20次，每次2分钟。

3. 把拇指指腹抵住至阴穴处，用拇指与食指夹住脚的小脚趾揉开。

4. 用拇指指腹扣压位于足部的大脑、颈部、甲状腺（见图2）等反射区，动作有节奏，用力均匀，力度适中，区点按各2分钟。

5. 刮压足部的生殖腺反射区，动作均匀连续，力度适中，每次连续点按5次，持续2分钟（见图3）。

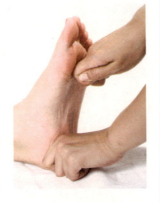

② 扣压甲状腺反射区

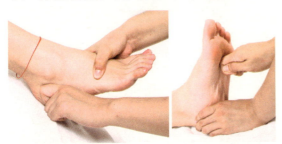

③ 刮压生殖腺反射区　　④ 扣压肾反射区

6. 扣压足部的肾脏反射区，手法益轻柔缓慢，时间约2分钟（见图4）。

7. 双手拇指和食指分别捏住耳廓，沿耳廓上、下来回推摩，直至耳轮充血发热为止（见图5）。

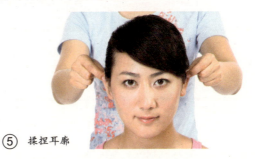

⑤ 揉捏耳廓

## 贴心小叮咛

**强精固肾的食物**

中国传统医学与养生之道，在强肾生精方面有着丰富的经验，除了在药物医疗之外，对民俗疗法的食养、食疗和食补方面，发挥了非常大的功效。

★**韭菜及其种子**：应常食用韭菜炒虾仁或炒鸡蛋或内服韭菜子，有壮阳固精的功效。对大脑皮层抑制偏胜影响功能障碍，如阳痿、早泄及遗精等，效果佳。

★**山药**：山药含有尿囊素、精胺酸、淀粉，补而不腻，为食补佳品。煎汤服用或调制山药粥，能补肾益精、固涩止遗，经常食用可防治阳痿、早泄、遗精、腿软。

★**枸杞子**：是强精固肾、固本培原、抗衰老的药食养用物品。据现代医学研究，枸杞子含有多种必需氨基酸，能使身体强壮。内服补益精气、强盛阳道。

★**雀肉、雀卵**：雀肉及雀卵，有壮阳益精的功效，能治肾虚、腰痛、阳痿、早泄、不孕症等疾病。

★**鹿肉**：鹿肉性温和，有补脾益气、温肾壮阳的功效。中国传统医学认为鹿是属于纯阳之物，补益肾气之功效是所有肉类中之首。

★**虾**：包含海虾及河虾两种，其功效相同，有补肾、壮阳、益气、开胃、通乳的效果，治疗肾虚阳痿、早泄遗精，效用显著。

★**蛤蜊**：蛤蜊含有一种卵胞荷尔蒙，能促进性腺和甲状腺机能活化、益精固肾、造血强肝，具有防止老化、强化性机能的功效。

# 性冷淡

性是人类最基本的生理需求之一,也是维持夫妻关系的纽带。性冷淡以女性患者居多,在心理学上被称为"性感缺乏"。其主要临床表现为性欲淡漠、性交疼痛、精神萎靡不振、记忆力减退、腰酸乏力、四肢困倦、乳房萎缩、毛发脱落、月经不调等症状。

## ▶ 全身按摩

**特效穴位**

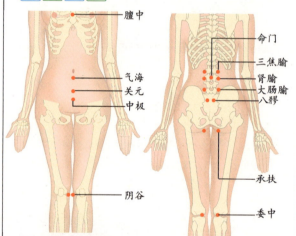

**按摩方法**

1. 用拇指指腹按压阴谷,力度要大,以感到酸痛为宜,反复按摩1~2分钟。
2. 用双手拇指指腹,按压肾俞,一面吐气一面进行,反复进行15次(见图1)。
3. 双手拇指或食指指腹,按压三焦俞,按压时一面吐气一面进行,重复按压15次。
4. 两手的中指重叠,用指腹按压关元,一边吐气一边按压,反复按摩1~2分钟。
5. 用双手中指指腹或食指指腹按压大肠俞,反复按压15次,左右同时进行。
6. 用手指按摩膻中、气海(见图2)、中极,各2分钟。
7. 用手掌搓法搓八髎,以透热为度。
8. 按压承扶2分钟(见图3)。
9. 按压委中2分钟(见下页图4)。

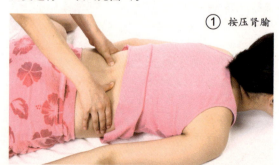

① 按压肾俞

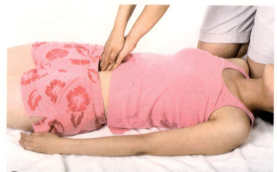

② 按揉气海

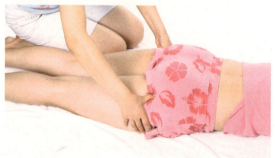

③ 按压承扶

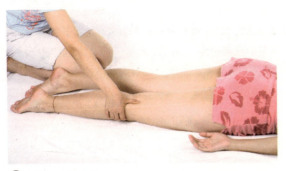

④ 按压双侧委中

## ▶ 手足耳按摩

**特效穴位**

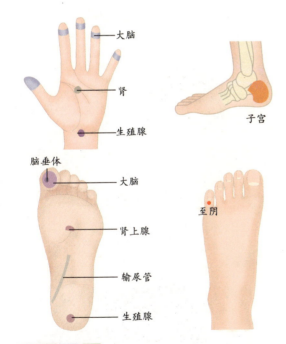

**按摩方法**

1. 用拇指重力推按手部的生殖腺反射区，按摩5分钟，力度要适中。

2. 用拇指和食指揉捏拇指上的大脑反射区约5分钟。应避免肌肤从手指间滑落，揉动的幅度要适中，不宜过大或过小。

3. 用拇指指尖按摩手掌部的肾反射区约5分钟。用力宜轻柔，动作要协调而有节律。

4. 脚拇趾是大脑、脑垂体等反射区的位置，经常用拇指和食指揉捏脚拇趾，有很好效果。每日按摩2次，10天为一个疗程。

5. 推按足部的子宫反射区2分钟，按摩力度以反射区胀痛为宜。

6. 用拇指按揉法按揉足部的肾上腺、肾脏等反射区，各3分钟。

7. 刮压生殖腺反射区1～2分钟（见图5）。

8. 双手掌心摩擦发热后，按摩耳廓腹背两面。先将耳廓向后折按摩腹面，然后将耳廓向前折按摩背面，每面反复按摩5～6次。

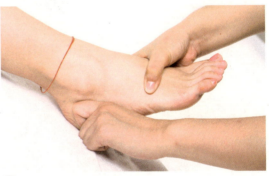

⑤ 刮压生殖腺反射区

## 贴心小叮咛

**缓解性冷淡的生活窍门**

★ 积极参加体育锻炼，特别是进行体操训练，这样有助于增强性生活的快感和消除性冷淡。

★ 女性尽量少穿高跟鞋，性学专家认为，高跟鞋是影响性欲的主要原因之一。因为经常穿高跟鞋会令腿部、会阴、下腹部的肌肉处于紧张状态，影响盆腔内的血液循环，使盆腔性器官的正常生理功能受限。

★ 维持良好的夫妻关系，相互理解，多多沟通，对缓解性冷淡也有一定的帮助。

# 遗精

遗精是指不因性交而精液自行泄出的病症,有生理性遗精和病理性遗精两种。中医将精液自遗现象称遗精或失精。有梦而遗者名为"梦遗",无梦而遗,甚至清醒时精液自行滑出者为"滑精"。多由肾虚精关不固,或心肾不交,或湿热下注所致。

## ▶ 全身按摩

**特效穴位**

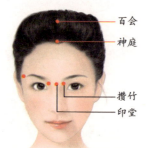
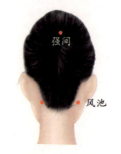
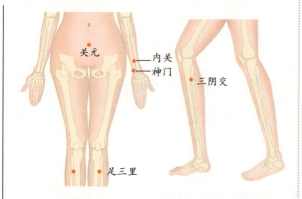

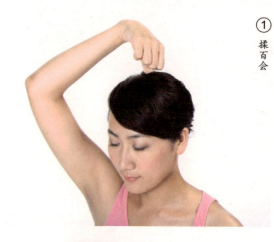
① 揉百会

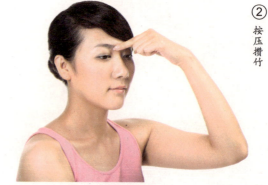
② 按压攒竹

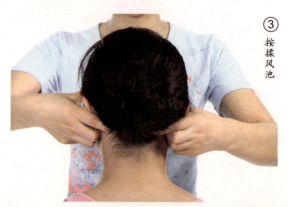
③ 按揉风池

**按摩方法**

1. 用双手拇指桡侧缘交替推印堂至神庭30次。
2. 用拇指指腹按揉百会(见图1)、强间各100次。
3. 用食指指腹按摩攒竹,反复按摩30次(见图2)。
4. 按揉风池1分钟,以产生酸痛感为宜(见图3)。
5. 按揉关元、内关、神门、足三里(见下页图4)、三阴交,每穴30秒。

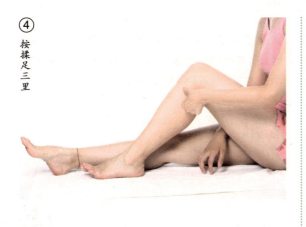

④ 按揉足三里

## 按摩方法

1. 用拇指按揉手部的肾脏、膀胱反射区，各3分钟。
2. 用拇指推揉甲状腺、前列腺和阴茎反射区，各2分钟。
3. 用拇指推揉大脑反射区2分钟。
4. 用拇指推法推摩足部的肾上腺、肾脏、输尿管、膀胱反射区，各8分钟。
5. 用拇指指腹推摩生殖腺、前列腺反射区，各5分钟。
6. 用拇指按法按摩脑垂体反射区2分钟（见图5）。
7. 用拇指按揉法按揉腹股沟反射区2分钟。
8. 用食指与拇指掐捏内分泌、肝、胃、十二指肠反射区，各3分钟。对缓解遗精有很好的作用。

## ▶ 手足耳按摩

### 特效穴位

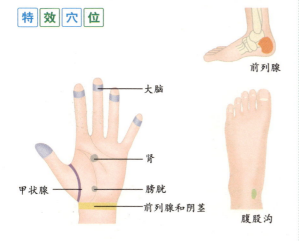

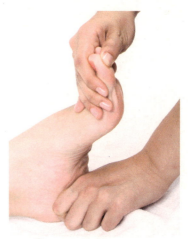

⑤ 按揉脑垂体反射区

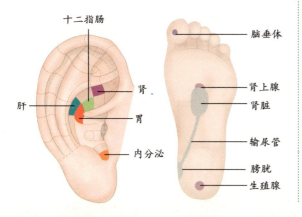

## 贴心小叮咛

**正确区分生理性遗精和病理性遗精**

男性一般到了十五六岁以后便会有遗精现象，这是男子性成熟的一个标志，大多数是属于生理现象。遗精通常发生在睡眠过程中，是一种无性活动的射精。调查研究显示，80%以上的未婚男性都发生过遗精，频率为每个月2~3次，这对健康与正常的生活不会造成任何影响，不必为此担心。但如果遗精次数过于频繁，每夜必遗或一夜数次遗精，就需要到医院进行治疗了。

# 妇科炎症

妇科炎症是大多数女性的梦魇,女的多种器官都可以发生急性和慢性炎症,不仅会为生活带来许多麻烦,还会影响心情,严重时还可能造成某种心理疾病,所以必须及时治疗。当前,就妇科炎症来说,治疗方式多种多样,在正确合理的药疗前提下,配合按摩治疗效果更佳。

## 全身按摩

**特效穴位**

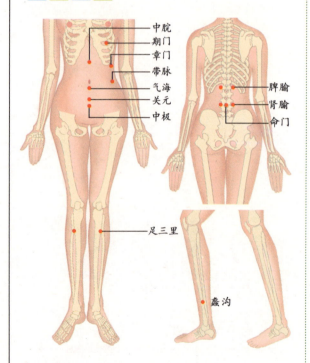

中脘、期门、章门、带脉、气海、关元、中极、脾俞、肾俞、命门、足三里、蠡沟

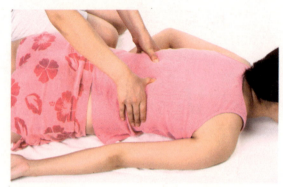

① 按揉脾俞

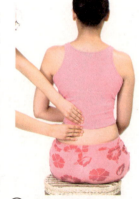

② 按压肾俞

**按摩方法**

1. 坚持每天早上7~9点按揉脾俞(见图1)和足三里,各3分钟,下午5~7点按揉带脉、关元,各三分钟,能有效缓解白带过多的症状。
2. 肾阳亏虚会导致白带清稀、淋漓不断、腰疼等症状,可每晚按压关元、带脉、命门、肾俞(见图2),各3分钟。
3. 温热在体内淤积过多,就会导致黄带这种妇科疾病,每天坚持按摩中极、关元,各5分钟,再按压带脉1分钟,能有效改善黄带症状。
4. 肝经湿热下注会引起阴部瘙痒、灼热、红肿胀痛,每天用2~3根牙签,捆在一起点刺蠡沟和中极各3~5分钟。
5. 用手掌按摩法搓摩小腹部3分钟,能有效缓解盆腔炎。
6. 用手掌搓法或至按法按揉中脘(见下页图3)、期门、气海(见下页图4)、章门,对缓解盆腔炎也有一定的作用。

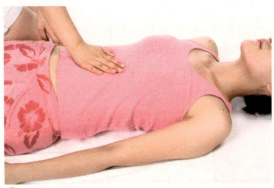

③ 按揉中脘

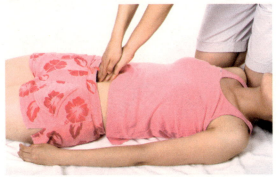

④ 按揉气海

## ▶ 手足耳按摩

**特效穴位**

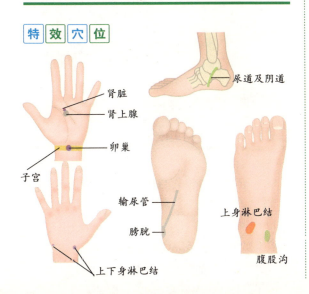

### 按摩方法

1. 用拇指按压手部的肾上腺（见图5）、肾、膀胱、子宫、卵巢等反射区各2分钟，能有效缓解慢性盆腔炎。
2. 如果生气后引起小腹痛，可马上按压双侧的太冲，再搭配按摩阴包2~3分钟，效果更佳。
3. 用拇指推法按摩足部的输尿管、膀胱等反射区各3分钟，能有效缓解盆腔炎。
4. 用拇指按揉法按揉上身淋巴结、腹股沟等反射区，各5分钟，对缓解盆腔炎也很有效。

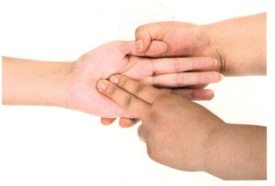

⑤ 按压肾上腺反射区

### 贴心小叮咛

**阴道疾病的日常防护**

★穿着衣物须透气，不要连续穿着连裤袜或紧身牛仔裤。

★穿棉质内裤，并且勤换，清洗外阴的毛巾和盆要单独分开。洗后的内裤要放在太阳下曝晒，不要晾置于卫生间内。

★不要用消毒剂或各种清洁剂频繁冲洗外阴和阴道。清洗阴部的最好用清水，而不是各式各样的洗液。

★大便后擦拭的方向应由前至后，避免将肛门处的念珠菌带至阴道。

★尽量保持心情舒畅，因为心理原因也会降低身体免疫力，使念珠菌乘虚而入。

★如果以前喜欢穿着泳衣坐在泳池边聊天，那以后可得改改了，在公共泳场、浴室这样的地方都不要随便坐，公共马桶也不例外。

# 乳房肿块

乳房肿块是女性常见的疾病之一,其致病因素颇多,例如精神压力过大、饮食不规律、长期接触电脑或微波炉等辐射强的电器、内分泌失调等。虽然,大部分女性所患的乳房肿块属于良性疾病,但也必须给予足够的重视。平时要养成定期检查乳房的好习惯,以便及时发现问题,及早进行治疗。

## ▶ 全身按摩

**特效穴位**

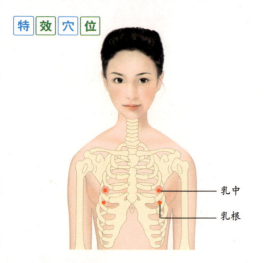

乳中
乳根
太冲

**按摩方法**

1. 提捏乳中,即乳头2分钟(见图1)。
2. 用中指或食指按揉乳根2分钟。
3. 将双手掌搓热,轻轻按揉同侧乳房的外侧,每天按摩5～10分钟。

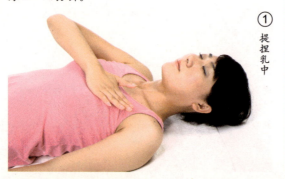

①提捏乳中

## ▶ 手足耳按摩

**特效穴位**

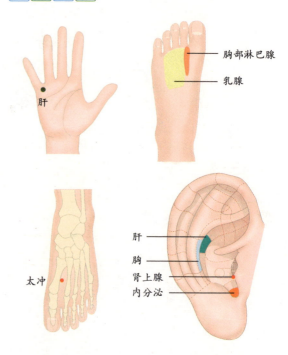

肝
胸部淋巴腺
乳腺
肝
胸
肾上腺
内分泌
太冲

**按摩方法**

1. 按揉肝反射区5～10分钟,可以加强肝脏的疏泄功能和脾脏的统血功能,调节内分泌,因此可以起到化解乳房肿块的效果。
2. 按揉会阴点7～15分钟,可以调节整个生殖系统。对消除乳房肿块起到辅助治疗的作用。

3. 用牙签刺激足部的太冲7~15次，该穴刺激可以促进肿块消除。
4. 重力推压位于足部的胸反射区，3~5分钟。每日坚持对足部胸反射区进行按摩，对乳房肿块的消散有一定的治疗效果（见图2-1、图2-2、图2-3）。
5. 用手指重力按压胸部淋巴腺反射区，力度大小以患者能承受为限（见图3-1、图3-2、图3-3）。
6. 用医用酒精棉球对所选穴位处进行消毒，将中药王不留行1粒用小茴香、延胡索等醋制，然后用0.5厘米见方的麝香虎骨膏将王不留行压贴于耳部的肝、胸、肾上腺、内分泌等反射区。边贴边按摩，直至穴位上出现胀痛感和耳廓上出现灼热感为止，保留压贴物，每日按压贴压部位3~5次。

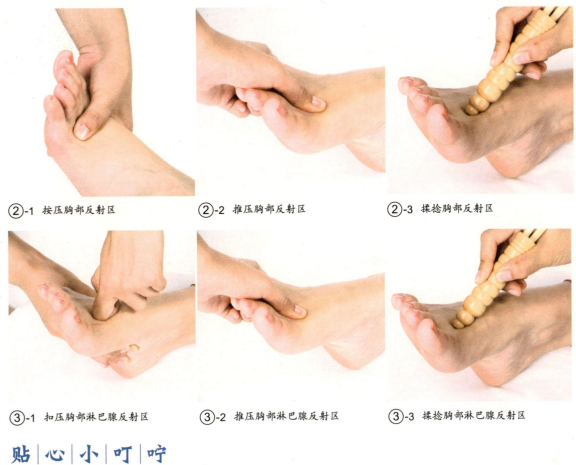

②-1 按压胸部反射区　　②-2 推压胸部反射区　　②-3 揉捻胸部反射区

③-1 扣压胸部淋巴腺反射区　　③-2 推压胸部淋巴腺反射区　　③-3 揉捻胸部淋巴腺反射区

## 贴 心 小 叮 咛

**自查乳房，预防肿块**

女性乳房的疾病很多，平时就要做好自查工作，以便及时发现疾病，及时到医院就诊。乳房自查方法是每月一次，时间选两次月经期之间（行经结束后十多天）进行。检查时坐正，左手查右侧乳房，右手查左侧乳房。检查时用两个手指并拢，平摸一处，向上下左右移动数毫米，进行比较，有无较硬的组织或肿块，依次由乳房的外上方、外下方、内下方和内上方的顺时针按摸。切不能用手指抓捏乳房，这样常常会得出不正确的结果。最后检查乳头和乳晕。发现肿块，请医生诊断。

图书在版编目（CIP）数据

家庭按摩治百病：养生堂中医保健课题组编著．—北京：
中国轻工业出版社，2011.2
ISBN 978-7-5019-6734-6

Ⅰ．家… Ⅱ.养… Ⅲ.保健－按摩疗法（中医）－图谱
Ⅳ.R244.1-64

中国版本图书馆CIP数据核字（2008）第181159号

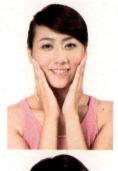
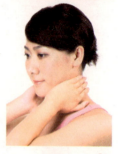
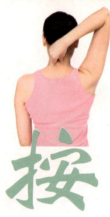

责任编辑：付　佳　王恒中　王晓晨　　责任终审：孟寿萱
装帧设计：刘金华　旭　晖　　　　　　　美术编辑：张瑞英　杨　帆

出版发行：中国轻工业出版社（北京东长安街6号，邮编：100740）
印　　刷：北京天顺鸿彩印有限公司
经　　销：各地新华书店
版　　次：2011年2月第1版第5次印刷
开　　本：635×965　1/12　印张：20
字　　数：250千字
书　　号：ISBN 978-7-5019-6734-6　定价：39.80元

邮购电话：010-65241695　传真：65128352
发行电话：010-85119835　85119793　传真：85113293
网　　址：http://www.chlip.com.cn
Email：club@chlip.com.cn
如发现图书残缺请直接与我社邮购联系调换
101578S2C105ZBF